主编简介

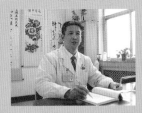

魏玉锁

钩鍉针发明人，钩活术创始人

副主任中医师

石家庄真仁中医钩活术医院(中华钩活术总部)院长

中华中医药学会会员

中国中医药报社理事会常务理事

中国民间中医医药研究开发协会钩活术专业委员会主任委员

国家中医药管理局适宜技术钩活术师资教师

国家中医药管理局医政司中医微创类钩针（钩活术）技术负责专家（2012）

国家中医药管理局《中医医疗技术手册》2013普及版编委

全国优秀民营中医医院院长（2007）

中华中医药学会科技之星（2011）

全国钩活术治疗退变性脊柱关节病临床教育基地主任

河北省中医药学会理事

河北省中医药学会骨伤专业委员会常务委员

河北省中医药学会钩活术专业委员会主任委员

《社区医学》杂志副主编

研究10年（1986—1996），临床18年（1996—2014），积累了丰富的钩活术临床经验，已经为上万名颈腰患者解除了病痛。2009年5月26日钩活术通过了中国中医科学院国家级专家技术鉴定："钩活术具有较高的学术价值，临床体现出较强的科学性、实用性和先进性，一致通过鉴定。"2009年6月24日，钩活术成为国家中医药管理局第四批在特定医疗条件下的适宜技术推广项目。钩活术面向全国培训钩活术学员，传播钩活术技术，弘扬祖国传统中医中药的优势和特色。

发明的钩活术专用针具钩鍉针是医疗器械准字号产品，荣获河北省科技成果6项，河北省科技进步奖6项，中华中医药学会科技进步"三等奖"1项，国家专利7项，发表核心期刊论文40余篇，其中钩活术相关论文27篇。

专著：

1.《中华钩活术》

2.《中华钩活术治疗颈胸椎退变性及软组织疾病》

3.《中华钩活术治疗腰骶椎退变性及软组织疾病》

4.《中华钩活术治疗脊柱骨关节病及脊椎管狭窄症》

著作：

1.《基层中医药适宜技术手册》（2009）

2.《中医临床基层适宜技术》（2010）

3.《中医医疗技术手册》（2013普及版）

副主编简介

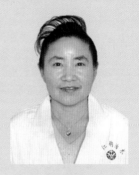

中国民间中医医药研究开发协会钩活术专业委员会秘书长

河北省中医药学会钩活术专业委员会秘书长

河北真仁医学技术有限公司董事长

石家庄真仁中医钩活术医院行政院长

全国钩活术治疗退变性脊柱关节病临床教育基地副主任

河北省科技成果6项

河北省科技进步奖6项(三等奖3项,二等奖3项)

中华中医药学会科技进步三等奖1项

国家专利7项（发明专利2项，实用专利5项）

赵晓明

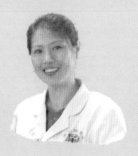

钩活术创始人第一拜师大弟子

国家级钩活术专业委员会副秘书长

中国民间中医医药研究开发协会钩活术专业委员会常务委员

全国钩活术治疗退变性脊柱关节病临床教育基地授课老师

河北省钩活术专业委员会副主任委员

河北省钩活术专业委员会副秘书长

石家庄真仁中医钩活术医院（总部)业务副院长

荣获中华中医药学会科技进步三等奖1项

河北省科技成果4项

河北省科技进步奖4项

国凤琴

副主编简介

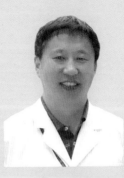

钩活术创始人首批拜师弟子
中国民间中医医药研究开发协会钩活术专业委员会常务副主任委员
河北省中医药学会钩活术专业委员会副主任委员
国家中医药管理局医政司中医微创类钩针（钩活术）技术协作组副组长
国家中医药管理局中医医疗技术协作组专家委员会专家
秦皇岛风湿骨病医院院长，主任中医师
中华钩活术首家加盟连锁机构秦皇岛执行人
秦皇岛市政协委员
荣获国家发明专利1项
河北省科技成果4项

李金祥

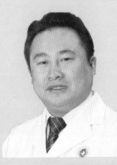

钩活术创始人首批拜师弟子
中国民间中医医药研究开发协会钩活术专业委员会副主任委员
国家中医药管理局医政司中医微创类钩针（钩活术）技术协作组副组长
国家中医药管理局中医医疗技术协作组专家委员会专家
河南亚太骨病医院院长
中华钩活术河南郑州执行人，河南亚太骨病医院党支部书记、院长
国际高等中医院校(中文版)系列教材主编
河南省亚太骨关节病防治技术研究院院长
主任医师、医学博士、教授
中华医学会中医微创医学专业委员会副会长

王　瑞

副主编简介

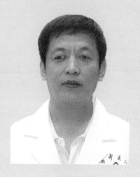

桂忠诚

钩活术创始人首批拜师弟子
副主任中医师
中国民间中医医药研究开发协会钩活术专业委员会副主任委员
国家中医药管理局医政司中医微创类钩针（钩活术）技术协作组成员
中华钩活术山西长治加盟连锁机构执行人
山西省长治市中医院颈肩腰腿痛科主任
钩活术疑难病讨论小组成员
长治市颈肩腰腿痛学科带头人
长治市软组织外科学科带头人
长治市颈腰椎手术科研小组成员

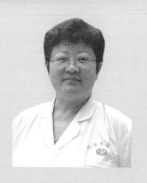

郭玉峰

钩活术创始人第二批拜师弟子
副主任中医师
中国民间中医医药研究开发协会钩活术专业委员会常务委员
国家中医药管理局医政司中医微创类钩针（钩活术）技术协作组成员
新疆哈萨克伊犁州中医院针灸科主任
新疆哈萨克伊犁州中医院针灸学科带头人
中华钩活术新疆伊犁执行人
国家中医重点专科培育项目学术带头人
新疆自治区民族医药管理局重点学科针灸学科带头人
新疆医学会第二届疼痛专业委员会委员

副主编简介

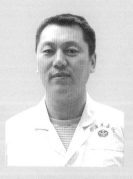

尹士军

钩活术创始人首批拜师弟子
副主任中医师
中国民间中医医药研究开发协会钩活术专业委员会常务委员
国家中医药管理局医政司中医微创类钩针（钩活术）技术协作组成员
新疆哈巴河县人民医院中医科主任
新疆哈巴河县人民医院中医学科带头人
中华钩活术新疆哈巴河布尔津执行人
中华钩活术2012年学习班班长
新疆哈巴河县人民医院中医拔尖人才

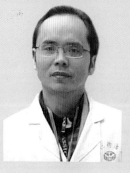

蒋成友

钩活术创始人首批拜师弟子
主治中医师
中国民间中医医药研究开发协会钩活术专业委员会常务委员
国家中医药管理局医政司中医微创类钩针（钩活术）技术协作组成员
贵州省瓮安县中医院门诊部主任
贵州省瓮安县中医院中医微创学科带头人
中华钩活术贵州瓮安执行人
贵州省钩活术推广先进工作者
贵州省瓮安县中医拔尖人才

2012年5月27日，钩活术专业委员会在石家庄举办了钩活术第一批拜师大会，国家中医药管理局副局长吴刚亲自到现场见证了这一历史性的时刻。当天44名弟子身穿统一的白色唐装在见证师的见证下，正式拜钩活术创始人魏玉锁为师，在钩活术首家加盟连锁执行人李金祥院长的带领下朗读了拜师贴，并认真聆听了魏玉锁老师的师训。

　　2013年5月27日，钩活术举办了第二批拜师大会，中国民间中医医药研究开发协会副会长陈浩和赵秋玲见证了第二批20名弟子加入了钩活术的队伍，钩活术的队伍正在逐渐壮大。

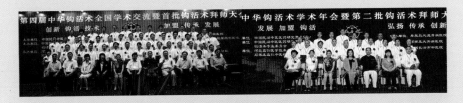

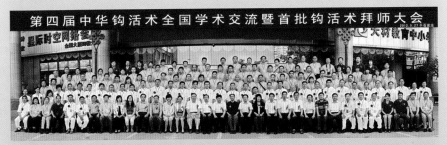

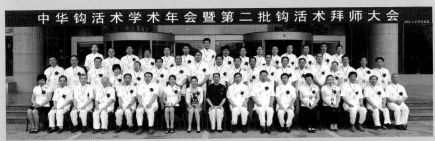

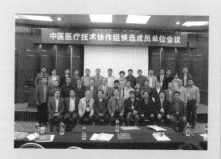

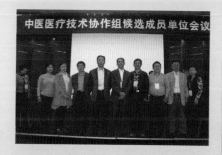

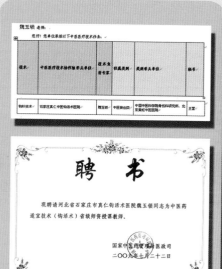

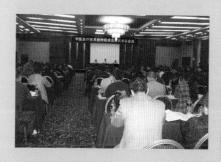

2012年国家中医药管理局组织成立了中医医疗技术协作组，协作组中的微创类技术协作组共分为8项技术，钩针（钩活术）技术顺列为第4项技术。钩活术创始人魏玉锁任钩针组组长，石家庄真仁中医钩活术医院被指定为钩针技术协作组牵头单位。

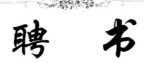

聘　书

魏玉锁专家

　　兹聘任您为中医医疗技术手册（2013普及版）中医微创类技术编委。

国家中医药管理局医政司

二〇一三年一月

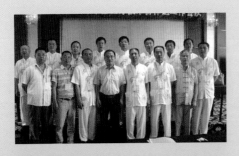

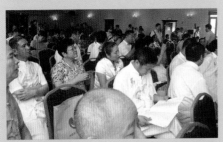

2013年7月11日，国家中医药管理局中医医疗技术协作组在大连召开第一次全体成员大会，许志仁司长宣布协作组共组正式开始，并具体安排了每个协作组的任务和工作流程，与此同时魏玉锁院长被聘为"中医医疗技术手册（2013）普及版中医微创类"编委。钩针（钩活术）技术协作组共35家成员单位派代表出席。

中华钩活术 99 问

主　编　魏玉锁
副主编　赵晓明　国凤琴　李金祥
　　　　王　瑞　桂忠诚　郭玉峰
　　　　尹士军　蒋成友

中医古籍出版社

图书在版编目（CIP）数据

中华钩活术 99 问/魏玉锁主编 . —北京：中医古籍出版社，2014. 4
ISBN 978 - 7 - 5152 - 0535 - 9

Ⅰ . ①中… Ⅱ . ①魏… Ⅲ . ①针灸疗法 - 问题解答 Ⅳ . ①R245 - 44

中国版本图书馆 CIP 数据核字（2014）第 007748 号

中华钩活术 99 问

责任编辑　孙志波
封面设计　陈　娟
出版发行　中医古籍出版社
社　　址　北京东直门内南小街 16 号（100700）
印　　刷　三河市华东印刷厂
开　　本　880mm×1230mm　1/32
印　　张　7. 375　彩插　8 页
字　　数　200 千字
版　　次　2014 年 4 月第 1 版　2014 年 4 月第 1 次印刷
印　　数　0000 ~ 7000 册
书　　号　ISBN 978 - 7 - 5152 - 0535 - 9
定　　价　22. 00 元

编委会名单

主 编	魏玉锁			
副主编	赵晓明	国凤琴	李金祥	王 瑞
	桂忠诚	郭玉峰	尹士军	蒋成友
编 委	魏玉锁	赵晓明	国凤琴	李金祥
	王 瑞	桂忠诚	郭玉峰	尹士军
	蒋成友	沈 姣	龚胜旺	徐延超
	唐嗣景	孙富清	任秀荣	刘建军
	杜 军	景庆文	崔凤德	李卫东（四川）
	闫保龙	陈建军	李米会	孟凡宇
	杨世峰	张 华	梁桂民	方名流
	白海霞	于建国	康 明	申海波
	张仕一	吴正建	刘改娥	宋建礼
	王焕强	晏 东	白利坤	李志俊
	李卫东（酒泉）	黄会飞	王俊才	
	李多文	周兴才	郝金山	阳 勇
	徐成杰	邹明超	梁志宏	曾令菊
	尹克忠	张忠明	鲁 桦	刘金和
	张著海	林星铭	李漠平	杨发文
	但承学	刘永彬	郭建东	杨亚君
	唐天龙	籍德长	朴 玄	姚西保
	谢宗立	李保平	吴庆顺	刘建超
	王 岩	王付明	郭国灿	杨 超
	马卫平			

前　言

钩活术：中医特异针疗法。

利用中医针灸特异专利钩鍉针在相应穴位点上进行常规钩治的一种无菌操作技术，称为钩活术。在新（魏氏）夹脊穴、华佗夹脊穴、骨关节特定穴、阿是穴、十二正经腧穴、奇经八脉腧穴、经外奇穴等全身穴位点按照不同部位采用不同型号的钩鍉针钩治，达到钩治法、割治法、挑治法、针刺法、放血法五法并用的无菌操作技术。"钩"是利用特异针具达到钩治法、割治法、挑治法、针刺法、放血法五法并用，把五种通法融在一起，"齐心协力"达到通的作用。"通"乃"活"也；"活"是活血化瘀、舒筋活络、使之活之意。此操作过程是无菌操作。"术"是无菌操作。使其局部减压、减张、疏通、松解、立平衡，达到经络畅通、瘀血消除、阴阳平衡、功能恢复的目的。此疗法安全绿色、无痛微创，增强了临床的有效性和使用性，广泛应用于脊柱退变性疾病、脊柱相关疾病、骨关节病、软组织退变疾病等。

一、研究 10 年（1986—1996）

1986 年进入钩活术研究，受古九针（锋针）、新九针（锋勾针）、小针刀等针具的启发进入研究过程，1992 年确定"钩鍉针"的命名。钩鍉针是指系列钩针，包括巨类（九型）、中类（九型）、微类（九型）、水液类（九型）。钩鍉针是把钩头演变为月牙形，粗、大、宽是其特点，因月牙弧形而命名为"钩"，钩弧本身有类勺形的结构，受古九针中鍉针的影响，所以命名为"钩鍉针"。

1994 年确定"钩活术"的命名，因钩而使之活，无菌操作环境中操作，故命名为"钩活术"。

1996 年 9 月中华钩活术在河北省宁晋县真仁中医院诞生了，

历经10年的研究，通过钩鍉针的外形设计、动物实验、理论研究、手法研究、深度研究、钩度研究、局部经络气机和血液循环及生物力学张力和应力的研究，于1996年9月钩活术第一例临床病例是神经根性颈椎病，钩治后疼痛即可消失。

二、阔步10年（1996—2006）

中华钩活术诞生于基层县级中医院，大量的临床研究在基层中医院进行着，经验逐渐丰富，理论趋于成熟，每年一个台阶，接受钩活术治疗的患者逐年成倍增加，2003年12月获得了钩活术使用的钩鍉针（ZL200320129212.7）实用新型专利，至今已有7项专利。2003年11月第一篇钩活术论文《钩针治疗颈椎病》在人民卫生出版社主办的《中国临床医生》杂志上发表，同时获得了河北科技成果，至今已发表钩活术专业论文27篇，取得7项科技成果，荣获7项奖。2006年1月1日钩活术在河北省卫生厅中医药管理局和石家庄市卫生局的大力支持下，钩活术挺进了省城石家庄，成立了"石家庄真仁中医钩活术疼痛门诊部"。

三、著书收徒（2006—2013）

2007年10月1日在河北省会石家庄成立石家庄真仁中医钩活术医院，通过住院观察病人钩活术治疗后的病情变化进一步完善理论和后期的治疗规律。

2009年11月钩活术第一部专著《中华钩活术》由中医古籍出版社正式出版，接踵而至的《中华钩活术治疗颈胸椎退变性及软组织疾病》《中华钩活术治疗腰骶椎退变性及软组织疾病》和《中华钩活术脊柱骨关节病及脊椎管狭窄症》都由中医古籍出版社出版。同时中华钩活术通过王国强副部长和于文明副局长主编的《基层中医药适宜技术手册》和《中医临床基层适宜技术》进入了国家中医药管理局中医技术标本规范，在2013年国家中医药管理局医政司对中医技术分类中，钩活术列入中医微创类技术，并载入2013年由国家中医药管理局和中医医疗技术协作组出版，王国强副部长为主编，钩活术创始人魏玉锁为编委之一的《中医医疗技术手册》普及版。这标志着这一中医特异针疗法成为一项独立的中医微创钩活术技术。

2009 年 5 月 26 日钩活术通过了中国中医科学院国家级专家技术鉴定，专家一致认为，钩活术具有较高的学术价值，临床体现出较强的科学性、实用性和先进性，一致通过鉴定。

2009 年 6 月 24 日，钩活术成为国家中医药管理局第四批在特定医疗条件下的适宜技术推广项目。钩活术成立国家适宜技术面向全国推广培训，至 2013 年共培训学员 1000 余人，

2012 年 5 月 27 日，中国民间中医医药研究开发协会钩活术专业委员会召开了第四届经验交流，同时召开钩活术首批拜师大会，以李金祥为代表的 44 名优秀学员于 2012 年 5 月 27 日在吴刚副局长的见证下正式拜师，次年 5 月同一时间以郭玉峰为代表的 22 名优秀学员第二批正式拜师，至今钩活术正式拜师弟子共 66 名，分布于全国各地，这象征着钩活术进入了流派传承、学派集体研究应用的阶段。

2013 年 7 月 11 日，国家中医药管理局中医医疗技术协作组办公室，在大连组织召开 2013 年中医医疗技术协作组工作会议，会议内容：①成立中医药管理局中医医疗技术协作组；②部署 2013 年中医医疗技术协作组主要工作计划；③分组讨论各类别协作组具体工作计划。中医微创类钩活术技术协作组全体协作组单位参加了在这次盛大的医疗技术协作组会议，这象征着中医微创钩活术技术协作组正式成立。66 名弟子大部分进入中医医疗技术协作组，成为钩活术技术协作组的技术骨干，在国家中医技术协作组办公室的统一指挥下积极地进行着各种科研活动。

中国民间中医医药研究开发协会
钩活术专业委员会秘书长　　赵晓明
2013 年 12 月 15 日

目　　录

第一章　钩活术的萌生和发展

钩活术受古九针和新九针的锋勾针的影响萌芽于 1986 年；经过 10 年的研究，1996 年应用于临床，至今已有 17 年的历史；2004 年面向全国培训；2006 年进入省城石家庄成立省级专业委员会；2007 年建立钩活术医院，建立加盟连锁机构；2009 年通过国家技术鉴定，成立国家适宜技术推广项目；2010 年成立国家级专业委员会；2012 年正式拜师收徒；2013 年进入医保新农合；2013 年王国强副部长主编的《中医医疗技术手册》普及版钩活术正式列为中医微创类技术，成立中医微创钩活术技术协作组……

1. 什么是钩活术？

"钩活术"为中医特异针疗法，使用专利针具——钩鍉针在脊椎旁或四肢关节特定的穴位点上钩治，用于治疗退变性脊柱病、炎症性脊柱病、退变性四肢关节病及退变性软组织疾病。

"钩"有三个含义：①"钩活术"所用针具是"巨钩针"；②"钩"是动词，通过钩治使局部减压、减张、松解、疏通、立平衡而治病；③"钩"又有钩型轨迹和钩突的含义，"钩突"是解剖学中的颈椎椎体两侧偏后方的脊状突起，它与上一个椎体相连接，构成滑膜关节或称钩锥关节（钩突关节、侧关节）。"活"有使局部功能重获新生，舒筋活血，活动自如，使之活之意。"术"乃是一种无菌操作技术。

2. 钩活术是一种手术吗？

"钩活术"是利用巨钩针在颈、腰椎旁或脊椎旁钩治一定部位，用于治疗相应脊柱病的一种四位五法的特异针疗法。钩活术只有针眼大小皮损、不换药、不缝合，一般不用抗生素。巨钩针属中医针灸的特异针范畴，常规消毒、灭菌、无菌操作，所以是一种特异针疗法（器械是巨钩针）。

也可以说钩活术是一种中医的手术，2013 年王国强副部长主编的《中医医疗技术手册》中把钩活术列入中医微创类技术。

3. 钩活术的萌芽？钩活术的发源地？

钩活术创始人 1984 年毕业邢台学院后，对中医针灸非常感兴趣，在研究古九针的"鍉针"和"钩针"的基础上，又发现当时流行的一种新的特异针——小针刀，经过反复研究发现小针刀确实能准确地铲切病灶，对肌肉、肌腱、筋膜能达到一个很好的疏导作用，但只能上下滑动、左右摆动、深浅铲切而不能向上拉提。1985 年又得到一种新型特异针——新九针的"锋勾针"，针具头部是一个"钩"型，进入皮层后向上拉提而松解卡压效果好，但力度较小，对深部病灶一拉就直，非常容易折断，只能用于表浅部位，由此引发一个想法，设计一个大的有弧的针具进入深部病灶，松解、疏通病灶部位，而且对针具而言又不能拉直拉断为好。这种想法在脑海里开始盟芽，1986 年开始动手做一个大的钩型针具，1987 年有一个的初步的外型，便进行动物试验（家犬、家兔）。在动物试验过程中，对钩针外型进行了数次改良，1990 年初，其外形基本固定，1991 年听说山东用"锋勾针"治疗颈椎病，亲赴山东三趟研究其使用方法及颈腰病的发病机理，结合自己新的较大的钩型针具和脊柱的解剖特点及颈腰椎的生理、产生疾病的病理、病因和临床表现，完全能用中医针灸经络学说中的经络理论解释，经络不通，阻碍气机的运行，瘀血内阻，不通则痛，不通则麻、胀、憋、活动不利，必须疏通经络，畅通气机。如何解除退变的颈、腰椎病理产物对神经、血管、脊髓及软组织的压迫是治疗的重点问题，解决的办法有两个：①使受压的周围组织松解，神经、血管、脊髓等疏通，解除周围的张力，减小周围的压力，建立新的脊柱平衡。②祛除其病理产物，如突出的椎间盘、增生的骨赘和肥厚的韧带等，但两者的共同目标是通过减压、减张而达到松解疏通的目的，有保守与手术两种方法可达目的（建立新的平衡），然而后者祛除病理产物则只能做大手术，力度大、损伤大、副作用大、花费高；前者保守治疗可口服药物、牵引、按摩、理疗、封闭等，但力度很小，介入治疗的胶原酶硬膜外注射、骶管裂孔前间隙注射效果差。为了寻求一种治病力度大，病人损伤小，而花费不高的治疗方法，经过反复的研究与试验终于产生了"钩活术"，并广泛应用于临床取得了很好的治疗效果。（1992 年确定了"钩鍉针"的命名，1994 年确定了"钩活术"的命名，这些研究过程都是在河北宁晋真仁中医院和宁晋县中药研究所进行的）

　　1996 年 6 月 10 日钩活术正式应用于临床，第一个病人患神经根型颈椎病，术后病人左上肢麻木症状马上得到缓解，病人和我都很高兴。饱尝了中国中医针灸的神奇疗效——立竿见影。处于当时的情况，术后四天病人针孔部稍有发红，通过湿热敷的方法，四天后消失，上肢症状全部缓解。30 天后病人左上肢又有麻木感觉，但程度较前为轻，因有术后针孔发红的经验，第二次必须严格无菌操作，对针具进行高压灭菌消毒。二次术后情况非常好，局部没有任何红肿现象发生。某骨科的张主任，听说钩活术后，来了解钩活术的无菌操作，手术室的消毒、手术器械的灭菌、术者如何刷手、穿戴手套手术衣等。加深了无菌操作技术的认识，给"钩活术"以后的发展打下了良好基础。

　　巨钩针 1986 年萌芽，1992 年确立了命名，1994 年确定了

"钩活术"的命名，1996 年应用于临床。2003 年第一篇钩活术论文发表在国家级医学专业期刊、中国科技论文统计源期刊《中国临床医生》2003 年第 11 期（2003 年第 31 卷，总第 315 期），以"自定颈三穴'钩针'治疗颈椎病"为标题，论证了巨钩针在治疗颈椎病方面的应用（第 44－45 页）。第二篇论文是 2004 年第 4 期《中国临床医生》（2004 年第 32 卷，总第 320 期），以"钩针松解术微创治疗腰椎间盘突出症"为标题，论证了巨钩针在治疗腰椎间盘突出症方面的应用（第 43－44 页）。《自定颈三穴'钩针'治疗颈椎病》论文中的颈三穴是专用于治疗颈椎病的穴位，古人在人体取穴时自颈三椎到颈七椎是空白，这可谓是一种大胆的前所未有的发现。发现了"颈三穴"，发明了"巨钩针"，这种医学理论的创新对医学发展的贡献之大，举世瞩目。"巨钩针"的问世是颈腰病人的福音，这也是对中国中医针灸的推进，使中国的国粹和瑰宝——中国中医针灸，这颗世界明珠更加灿烂耀眼，在征服疾病方面疗效独特，能立竿见影，显示出它那深厚而极为科学的整体观，在中国中医针灸的历史长河中又翻开新的一页，发展中医药、发展中国针灸，造福全人类。第三篇论文发表在《中国临床医生》2005 年第 4 期（第 35－36 页），题目是"颈部软组织劳损行钩活术 32 例报道"，论证了颈部软组织劳损造成颈椎生理曲度变化，包括欠佳、变直、反张、"S"型、过度屈曲等，通过钩活术治疗其曲度［正常曲度是(12＋5) mm］恢复的科学性和有效性，并论证颈椎保健枕的重要性。第四篇论文发表在《中国社区医师》2005 年第 14 期，《钩活术治疗腰椎间盘膨隆型突出症 300 例临床观察》，论证膨隆型腰椎盘突出症，通过钩活术治疗效果独特，症状马上得到缓解，并讲述了"腰围"外固定的重要性。第五篇论文发表在《中华脊柱医学》2005 年第 3 期第 58 页，《钩活术治疗腰椎管狭窄 1 例报道》，首例报道腰椎管狭窄，论证钩活术对腰椎狭窄的有效性和通过改善腰椎周围的血液循环、解除周围的张力、减少周围的压力使症状得到缓解，神经功能得到恢复。证实了椎管外的卡压，重于椎管内的压迫的科学性。至 2012 年共发表核心期刊专业论文 27 篇。

2005 年巨钩针无痛微创"钩活术"治疗颈、腰椎病荣获河北省科技成果，成果号：2005306，并获省中医药学会科学技术"二等奖"。2006 年 1 月 1 日石家庄真仁中医钩活术疼痛门诊部开业，定居省会石家庄，给众多颈、腰椎病患者提供便利，更好地为他们服务，解除病痛。1996—2012 年治疗颈、腰椎病患者 3 万例之多，有效率在 90％以上，能达到立竿见影的效果。腰椎间盘突出症引发的坐骨神经痛，不能站立，不能行走，不能上床，10 分钟的钩活术，便能站立，便能行走。颈椎病头晕目眩（椎动脉型），只能闭目平卧者，术后便张目行走，饮食正常……因颈椎管狭窄症造成瘫痪不能行走的患者，经数次钩活术治疗，竟神奇地站了起来，走了出去，骑上了自行车，还能整理家务。

钩活术治疗范围逐渐扩大，由腰椎间盘突出症—颈椎间盘突出症（单纯）—颈椎病—颈、腰骨质增生症—颈、腰椎管狭窄症—手术失败综合征（FBSS）—脊柱相关疾病—四肢关节病都取得了较好的疗效。

优秀的医疗技术我们要向外推广，通过全国招生培训推广钩活术，现已有 61 所加盟机构遍及全国各省市地区，他们在各自的工作岗位利用钩活术这门新技术，为颈、腰椎病患者解除病痛，深受当地群众的认可和赞同，收到了良好的社会效益。

4. 巨钩针和钩鍉针？

钩鍉针是系列钩针的总称。巨钩针是钩鍉针的前身，巨钩针于 1996 年问世并用于临床，2008 年研发了钩九针，2010 年研发了系列钩鍉针。

钩鍉针属中医特异针的范畴，以钩尖、钩弧、钩板、钩刃为其钩头特殊结构的系列产品，中医特异钩鍉针是由新九针中的锋勾针演变而来，钩鍉针中月牙形钩弧较锋勾针粗、大、宽为特点，2003 年钩鍉针中的腰型（当时为巨钩针）获国家专利，相继共 4 项专利。"巨钩针"是钩鍉针中最早产品，2005 年获准字号，以巨钩针为基础，因钩头的大小和弧形，钩身粗、细、长短的不同系列钩针为钩鍉针（又称钩九针、中华魏氏钩鍉针）。分巨类、中类、微类、水液类 4 类，共 63 型。

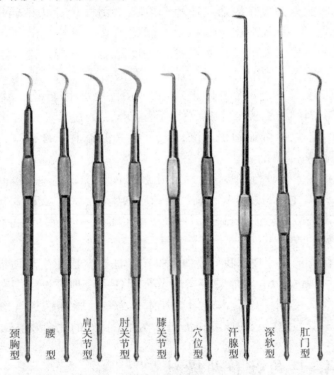

颈胸型　腰型　肩关节型　肘关节型　膝关节型　穴位型　汗腺型　深软型　肛门型

图 1 – 1　巨类钩鍉针（有方向柄）

　　钩鍉针命名的由来：钩鍉针的命名要从最早产品巨钩针谈起，腰型（Y—J2）巨钩针是根据针具的外形特点而命名的。此针具的出现是受古九针中"鍉针"（类勺形）和山西针灸研究所师怀堂所长新九针中锋勾针的启发，因针头的外观是弧型，属中医特异针范畴，所以称其为钩针；又由于针具粗、大、宽，故称

"巨"，巨加钩才称其为巨钩针，主要用于腰椎间盘突出症的治疗，所以为腰型巨钩针，是钩鍉针巨类中最早的一型。巨类有九型：颈胸型（JX—J1）、腰型（Y—J2）、肩关节型（JGJ—J3）、肘关节型（ZGJ—J4）、膝关节型（XGJ—J5）、穴位型（XW—J6）、汗腺型（HX—J7）、深软型（SR—J8）、肛门型（GM—J9），相继产生了中类九型钩针、微类九型钩针、水液类九型钩针，系列型号的钩针称为钩鍉针。

　　钩针（新九勾针）＋鍉针（古九鍉针）＝钩鍉针

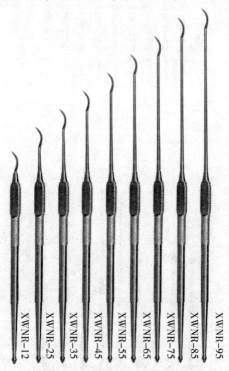

图1－2　中类内刃九型钩鍉针

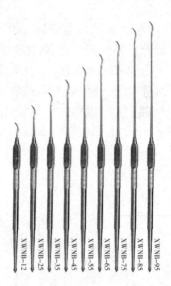

图 1-3　中类内板九型钩鍉针

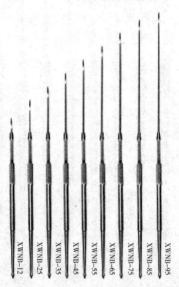

图 1-4　微类内板九型钩鍉针

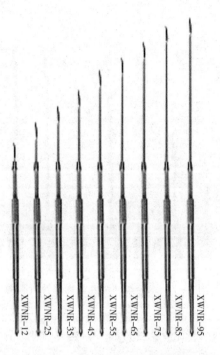

图1-5 微类内刃九型钩锃针

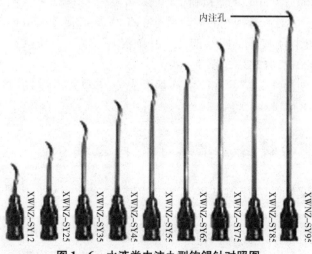

图1-6 水液类内注九型钩锃针对照图

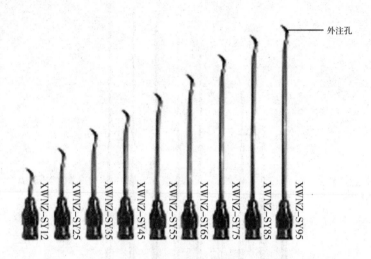

外注孔

图1-7　水液类外注九型钩锃针对照图

5. 钩锃针是专利产品吗？

颈椎生理曲度康复保健枕专利号 ZL200520018678.9。(图1-8)

微创治疗汗腺疾病的钩针专利号 ZL200620127813.8。(图1-8)

微创治疗脊柱及四肢关节疾病的穴位钩针专利号 ZL200620127812.3。(图1-8)

微创治疗关节、肛门疾病的钩针专利号 ZL200620127811.9。(图1-8)

6. 钩锃针属不属于医疗器械？

钩锃针是医疗器械，于2005年获国家准字号。注册号：沪食药监械（准）字2005第1100387号，标准：YZB/沪620294—10A—2005《巨钩针》Q/ILLS050—2004。

产品适用范围：供医疗单位微创治疗腰椎间盘突出症时用。

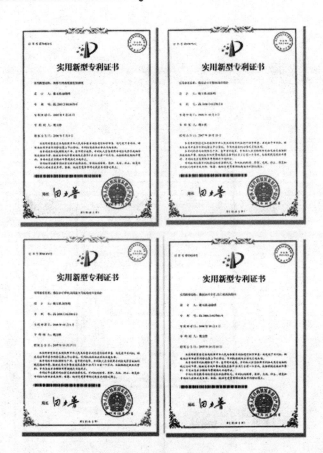

图1-8　钩活术专利证书

最新准字器械号：泸食药监械（准）字 2013 第 1061249 号。
（图1-9）

7. 钩活术"商标"注册了吗？

钩活术于2009年经中华人民共和国国家工商行政管理总局商标局注册。（图1-10）

中医诚创钩活术

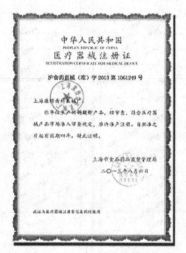

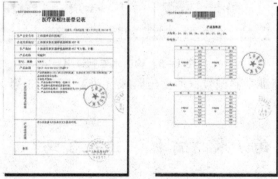

图 1-9　钩活术钩鍉针医疗器械注册证书

中医微创钩活术

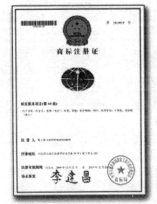
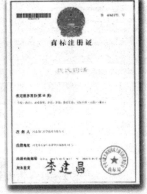
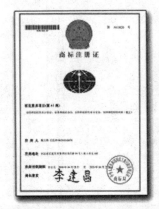
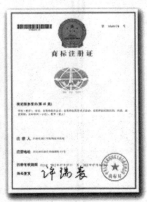

图 1-10 钩活术商标注册证书

8. 巨类钩鍉针与其他针具的区别？

首先看一看新九针与古九针的区别图。

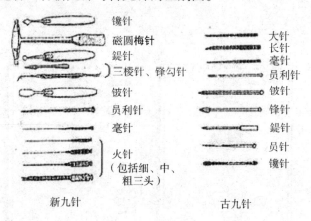

新九针
- 镵针
- 磁圆梅针
- 鍉针
- 三棱针、锋勾针
- 铍针
- 员利针
- 毫针
- 火针（包括细、中、粗三头）

古九针
- 大针
- 长针
- 毫针
- 员利针
- 铍针
- 锋针
- 鍉针
- 员针
- 镵针

图1-11　古九针与新九针对照图

其次看一看钩鍉针、锋勾针、锋针、小针刀的区别图。

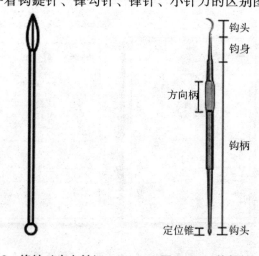

钩鍉针各部：
- 钩头
- 钩身
- 方向柄
- 钩柄
- 定位锥
- 钩头

图1-12　锋针（古九针）　　　　**图1-13　钩鍉针**

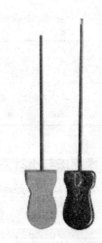

图1-14　锋勾针（新九针）　　　图1-15　小针刀

表1-1　三针具的区别表

类别	针具		
	钩锃针	锋勾针	小针刀
材料	不锈钢 Cr 型	普通钢	普通钢
外型	粗、大、宽弧型三面有刃的锋利的钩头	针头与针身呈45°角，针头长 3mm 左右，三角型，钩尖锋利	有一个刃，刀口线宽 1.0mm 左右，扁平，针刀锋利
大小	最大	较大	较大
软硬度	最硬	较硬	较硬
治病的深浅度	深	浅	最深
治疗范围	退变性脊柱病及四肢关节病	神经卡压等	各部位软组织无菌性粘连
最为有效的病种	颈、腰椎病	表皮神经卡压病	肌肉、筋膜无菌性粘连
皮损情况	针眼大小皮损"∧"	针眼大小皮损"∧"	针眼大小皮损"—"
安全系数	最大	最大	较大
出血情况	较少	少	少
远期疗效	最好	较好	较好

类别	针具		
	钩鍉针	锋勾针	小针刀
治疗理论	减压、减张、松解、疏通，立平衡	解除神经卡压	减压、减张、松解粘连

钩活术疗法与小针刀疗法的区别

（1）使用的针具不同

①针刀是1976年朱汉章老师发明的，其结构针身的顶端是个柄，为选择方向和持针施力而用，针身末端的刃非常小，仅有0.8mm。

②钩鍉针是1996年由魏玉锁老师发明的，是一支四位一体较庞大的针具，全长15cm，由四部分组成，即钩头、钩身、钩柄、定位锥，其中的钩头又由四部分组成，即钩尖、钩弧、钩板、钩刃。其作用是钩尖刺入皮下组织，钩弧减压，钩板筛选病变组织，钩刃割断病变组织。

（2）治疗点不同

①针刀治疗时选择的是患处的肌肉、韧带的起止点，或骨突处、滑囊处。

②钩活术治疗时选择的是脊柱及四肢关节的固定穴位点。

（3）治疗手法不同

①针刀施术时是纵向切割、横向铲剥或通透剥离等。

②钩活术治疗时是五大强通法并用，同步实施，即钩治法、割治法、挑治法、针刺法、放血法五法并用。

（4）进针的方向不同

①针刀进针时要顺着肌纤维、韧带的走行，顺着大神经、血管的走行。

②钩活术进针时，尤其是在脊柱旁是横向钩治，与肌肉走行

垂直。

（5）施力的方向不同

①针刀主要是向下切割和铲剥。

②钩鍉针主要是向上钩提。

（6）治疗机理不同

两者治疗机理虽不同但也有共同点，那就是都具有减压、减张、松解、疏通的作用，但钩活术的减压、减张力度更大、更彻底，而且钩活术更关键的是重建脊柱力平衡。重新建立平衡，力平衡是关键。

9. 钩鍉针的性能结构及组成是什么？

钩鍉针由 GB1220 中规定的 4Cr13 和 3Cr13Mo 材料制成，主要技术指标：

刃口锋利；

头部的硬度为 509—579HV；

产品具有良好的耐腐蚀性能；

头部和柄的连接牢固、光滑。

巨类钩鍉针整体长 15cm，分针柄、针身、针头、定位球四部分。

粗、大、宽是巨钩针的特点。

粗：较任何一种传统的针具都粗，最粗直径是 5mm；

大：针具庞大，针柄长 112.7mm，针身长 22mm，针头长 10mm；

宽：钩针头部钩板最宽处是 1.5mm。

粗加大加宽为之巨，巨加钩为之巨钩。

巨类钩鍉针在治疗过程中的威力可想而知，能充分疏导经络，畅通气机，把粘连、钙化的肌肉、韧带组织充分钩开，解除卡压，减小张力，给神经血管营造一个宽松的生理环境，这种力度是历史上任何一种针具都不能比拟的。巨类钩鍉针的钩弧减压，钩板减张，相互配合，减压、减张同一针具，全部完成，配合默契，效果斐然。

10. 钩鍉针的前身巨钩针是如何产生的？

巨钩针是由古九针的锋针和钩针及新九针师氏"锋勾针"演变而来，师氏"锋勾针"是由古代九针演变而来的。锋勾针有其独特的治疗特点，是治疗表皮神经卡压的有效针具，师氏锋勾针是将锋针参照《灵枢》所记载的古九针之一的锋针（三棱针）和民间勾针综合一体创制而成，与三棱针同为新型的锋针。

锋勾针针头与针身呈 45°角，为三面有刃之锋利勾尖，长约 3 毫米，有双头锋勾针与单头锋勾针。师氏锋勾针施治时可同时产生两种功能和作用：一是刺肌络放瘀血的功能，具有刺血的治疗作用；二是可割断皮下纤维及脂肪，具有割治的治疗作用。因师氏锋勾针针头长度只有 3 毫米左右，只能对皮下纤维施治，是治疗表皮神经卡压的有效针具。

锋针最早记载于《灵枢》。据《灵枢》所述，其长一寸六分，针锋锐利，三面有刃，主要用于泻热出血，可以治疗病痛在经络，而且属于顽固性痹证的疾病，也可用锋针刺井、荥、输泻血治五脏的疾病，主要用于刺络放血。勾针是流传于民间的一种针刺工具，其针尖部前端有勾，常为勾治羊毛疗所用。

巨钩针是由表浅的锋勾针变粗、变大、变宽而形成，针头长 10mm，粗、大、宽是其特点，治疗部位也由浅入深，在治疗过程中能充分松解、疏通局部软组织粘连，解除卡压，减小张力，从而达到减压、减张、松解、疏通的治疗效果。

巨钩针开始萌芽时是一个非常幼稚的大钩针，钩弧和钩板都不正规，不合理，随着研究的深入，其外型和尺度逐渐正规化、实用化，比较成熟的巨钩针外型累计 15 个，其中双弧双刃的巨钩针是现在应用的钩鍉针。

巨钩针1996年应用于临床后效果非常好。2004年在北京办培训班，学员在操作治疗时，初学者发现对其方向掌握不够准确。2005年初就产生了在针柄的上端加上一个方向性扁平面，称为"柄向"。为最完善的巨钩针，在巨钩针的基础上随着临床的需要相继产生了巨类腰型钩鍉针和巨类颈胸型钩鍉针。

（1）巨类腰型（Y－J2）钩鍉针外形的由来

受1986年师怀堂所长新九针中的锋勾针的启发，针体刺入深部组织，向外拉提，使之变为一月牙形，由此联想一个月牙形钩针，加之有坚韧的钢性，再刺入深部组织，向外拉提时，由于钢性的坚韧，其外部形态就消除了变形的可能。所以，巨钩针的钩头外形为月牙形。1990年腰型巨钩针的最初外形，初期钩针（图1－16）。

材料：26型自行车辐条（1990年）。

外型：钩突的外形为月牙形，已有了钩尖、钩刃、钩弧、钩板的轮廓。

硬度：硬度和韧度都不符合临床要求，易变形，易折断。

优点：一个弯弧月牙形钩针出现。

缺点：粗糙，不美观，操作不方便，钩头、钩身、钩柄混为一体。

（2）腰型巨钩针外形的演变

1990年的初期钩针，随着动物试验的进一步研究逐渐向深层次发展。

1992年发现牙科4号或5号的洁齿器为月牙形钩弧，而且此洁齿器钢性较好，非常牢固，以此为代用品进一步研究。4号牙科洁齿器，洁齿器代用品（图1－17）。

材料：不锈钢材质，坚硬、防锈、防腐。

外型：月牙形外形。有钩尖、钩刃、钩弧、钩板的轮廓。

硬度：硬度和韧度比较符合临床要求，不易变形，不易折断。

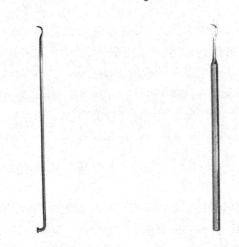

图 1-16　初期钩针　　　图 1-17　洁齿器代用品

优点：坚硬牢固的弯弧月牙形钩针代用品，钩头、钩身、钩柄自然分体，操作较方便。

缺点：临床治疗中钩起的作用太大，因其弧度太小，弯度太大；钩割的作用太小，因其所谓的钩刃锐利性很差，不能达到钩割的目的，与钩板不能协同工作；钩板对正常组织和非正常组织选择性很差，因其钩板的弧度不符合选择正常组织和非正常组织的要求。

1994 年通过动物试验发现代用品洁齿器的弧形达不到预期的疗效，也没有钩刃的作用，随即把钩弧变成双弧形，使钩刃变锐利，进行了革新改造。基型巨钩针（图 1-18）。

材料：不锈钢材质，坚硬，防锈、防腐。

外型：月牙形外形。突出了钩尖、钩刃、钩弧、钩板的作用，尤其是钩刃变得锐利，钩板变为双弧形。

硬度：硬度和韧度比较符合临床要求，不易变形，不易折断。

优点：坚硬牢固的弯弧月牙形、钩刃锐利、钩板双弧的钩针，钩头、钩身、钩柄界限分明。

缺点：临床治疗中需要准确寻找穴位点，此钩针没有定位装置。

1996 年在实践中发现要想准确钩治穴位点，在其钩柄的尾部有一个定位球更好。初期定位球（图 1 - 19）。

材料：不锈钢材质，坚硬，防锈、防腐。

外型：月牙形外形。合理化钩尖、钩刃、钩弧、钩板的作用。

硬度：硬度和韧度比较符合临床要求，不易变形，不易折断。

优点：坚硬牢固，弯弧月牙形，钩刃锐利，钩板双弧的钩针，钩头、钩身、钩柄界限分明，定位球准备定位。1996 年用此型巨钩针，在临床初次使用。

缺点：欠美观，钩柄不防滑。

2000 年在临床实践中进一步完善巨钩针，定位球的直径定为 5.5mm，以便于寻找穴位点和敏感点。成熟定位球（图 1 - 20）。

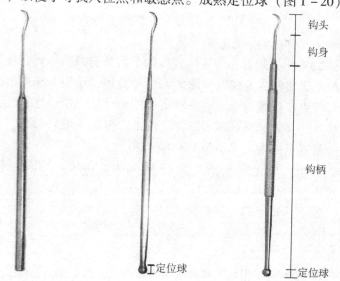

图 1 - 18　基型巨钩针　　图 1 - 19　初期定位球　　图 1 - 20　成熟定位球

材料：不锈钢材质，坚硬，防锈、防腐。

外型：月牙形外形。合理化钩尖、钩刃、钩弧、钩板的作用。

硬度：硬度和韧度比较符合临床要求，不易变形，不易折断。

优点：结构合理，美观大方，规范了钩柄中的钩柄头、钩柄身、钩柄尾、定位。

缺点：钩柄中的柄身无方向性，给操作造成盲目性。

2004 年面向全国培训，学员在初期钩治时发现钩柄有一个方向性的指示，操作起来更方便更准确。方向巨钩针（图 1 - 21）。

材料：由 4Cr13 和 3Cr13MO 材料制成。

外型：月牙形外形。合理化钩尖、钩刃、钩弧、钩板的作用。

硬度：硬度和韧度符合钩治要求。

优点：结构合理，美观大方，明确了钩柄中的方向性。

缺点：在定位方面欠准确。

2006 年，随着临床实践经验的丰富和全国的学员在使用过程中的临床实践，发现定位球太大而不合理，定位点准确度差，进一步改进定位球为小圆锥形，定位的痕迹是一个小点，既能寻找穴位点，又能分离病理组织。定位锥巨钩针（图 1 - 22）。

材料：由 4Cr13 和 3Cr13MO 材料制成。

外型：月牙形外形。合理化钩尖、钩刃、钩弧、钩板的作用。

硬度：硬度和韧度符合钩治要求。

优点：结构合理，美观大方，突出了定位锥。其定位锥为钩尾。

定位椎的作用：①准确定位
②分离组织
③与钩头匹配
④装饰美观

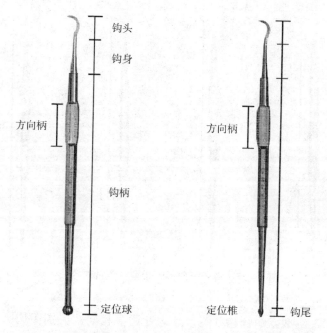

图 1 - 21　方向巨钩针　　图 1 - 22　定位椎巨钩针

（3）巨类钩鍉针（巨钩九针）的产生和相互关系

1）巨钩九针产生过程

在临床实践中发现腰型巨钩针的钩身太长，在钩治颈椎病中安全系数较差，于是产生了腰型钩鍉针和颈胸型钩鍉针分开的想法，对照图 1 - 23，随即研发出系列巨钩九针：颈胸型巨钩针（JX—J1）、腰型巨钩针（Y—J2）、肩关节型巨钩针（JGJ—J3）、肘关节型巨钩针（ZGJ—J4）、膝关节型巨钩针（XGJ—J5）、穴位型巨钩针（XW—J6）、汗腺型巨钩针（HX—J7）、深软型巨钩针（SR—J8）、肛门型巨钩针（GM—J9）。

2）巨钩九针结构区别与联系

①腰型巨钩针和颈、胸型巨钩针区别：图 1 - 23 为腰型巨钩针从无方向柄到有方向柄，随之腰型巨钩针的钩身变短，成为颈胸型巨钩针，从腰型巨钩针分离出来，成为钩治颈、胸椎疾病的

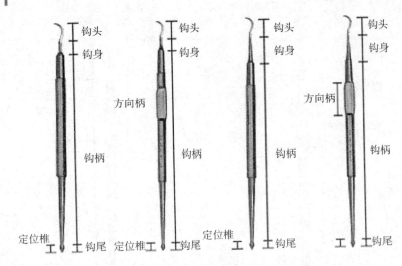

图 1-23　有无方向柄颈腰型钩鍉针对照图

专用钩针。

　　②穴位型巨钩针和肛门型巨钩针钩身相同，区别于钩头上的双刃和单刃。

　　穴位型钩针和肛门型钩针也同样是从腰型巨钩针衍生出来的，从无方向柄的穴位型巨钩针和肛门型巨钩针演变成有方向柄的穴位型巨钩针和肛门型巨钩针。

　　③肘关节型巨钩针和肩关节型巨钩针钩身相同，区别于钩弧长短和大小。

　　肘关节型巨钩针和肩关节型巨钩针也同样是从腰型巨钩针衍生出来的，从无方向柄的肘关节型巨钩针和肩关节巨型钩针演变成为有方向柄的肘关节型巨钩针和肩关节型巨钩针。

　　④膝关节型、汗腺型、深软型巨钩针的区别与关系

　　膝关节型巨钩针和汗腺型巨钩针均呈直角，区别于钩头，膝关节型巨钩针为直角外板形，汗腺型巨钩针为直角内板形，且汗腺型巨钩针为长身形。

　　深软型巨钩针和汗腺型巨钩针钩身等同（长身），区别于钩头，即小钩头和直角内板形钩头。

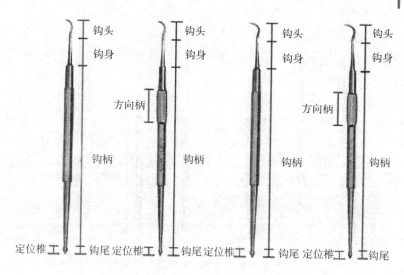

图 1-24　有无方向柄穴位、肛门型钩鍉针对照图

膝关节型巨钩针、深软型巨钩针和汗腺型巨钩针也同样是从腰型巨钩针衍生出来的，从无方向柄的膝关节型巨钩针、深软型巨钩针和汗腺型巨钩针演变成为有方向柄的膝关节型巨钩针、深软型巨钩针和汗腺型巨钩针。

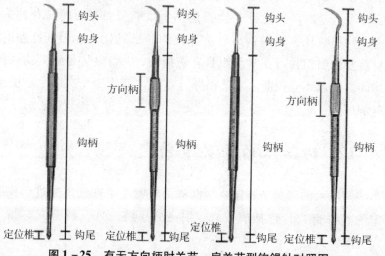

图 1-25　有无方向柄肘关节、肩关节型钩鍉针对照图

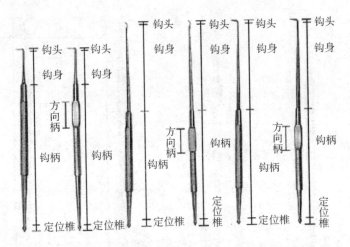

图 1-26　有无方向柄膝关节、深软、汗腺型钩鍉针对照图

11. 钩鍉针的钩弧能拉断吗？

钩鍉针是由 Cr 型不锈钢制作，钩弧是不会被拉断的。Cr 型钢的特点是钢质硬，无论用多大的臂力是不会被拉断的，而且其钢性不会变形。巨钩针的钩弧是一个弧形三面有刃的锋利钩头，通过钩提减压，通过钩刃可选择性钩断已钙化的、柔韧性差的、有病变的组织，对正常组织具有选择性，"钩突" 是对其钩弧的加固，所以不会拉断。对已损坏（落地、使用 300 次以上）的情况例外。

12. 钩活术的骨关节特定穴？

钩活术的骨关节特定穴根据解剖位置和生理病理通过影像确定的经外奇穴，包括肩三穴、肘三穴、腕三穴、髋三穴、膝三穴、踝三穴。

魏氏骨关节特定穴

魏氏骨关节特定穴是根据肩关节、肘关节、腕关节、髋关节、膝关节、踝关节的局部解剖位置、各关节功能、病理特点、十二经筋的生理病理、各关节易损部位、六淫外邪易侵的经络等定位而选穴。

肩三穴

（1）喙突穴

［定位］锁骨外 1/3 与中 1/3 交点之下 2cm 处的骨性标志。

［解剖］皮肤、皮下组织、肱二头肌短头起点、喙肱肌起点、胸小肌起点，深部为喙肱韧带、喙锁韧带、喙肩韧带、斜方韧带、锥状韧带。

［主治］肩痛、肩动不利、肩部冷凉、肩痹证。

肩周炎、肩部撞击综合征。

（2）肩峰下滑囊穴

［定位］肩峰下凹陷中。

［解剖］皮肤、皮下组织、三角肌、腱袖、肩峰下滑囊。

［主治］肩痛、肩痹、肩部痿证。

肩峰下滑囊炎、肩周炎、肩部撞击综合征、糖尿病性肩部疼痛、糖尿病性肩部神经炎。

（3）结节间沟穴

［定位］大结节与小结节之间的凹陷中。

［解剖］皮肤、皮下组织、三角肌、腱袖、肱二头肌长头腱鞘。

［主治］肩痛、肩损、肩痹、项痛。

肱二头肌长头肌腱炎、肩部撞击综合征、颈肩综合征、肩周炎。

小结： 根据肩部的特殊结构取穴定位，肩三穴全部治疗肩周围疾病，三穴可同时治疗，也可单独钩治，根据临床情况辨证取穴配伍，一般情况应取 1～2 个穴位。如：喙突穴＋肩峰下滑囊穴或喙突穴＋结节间沟穴等。

肘三穴

（1）肱骨内上髁穴

［定位］肱骨下端肘关节内侧骨性突起。

［解剖］前臂屈肘、屈腕、屈指肌群的起点。

［主治］肘痛、肘损、肘僵、肘痹、肘部伤筋。

肱骨内上髁炎、退行性肘关节炎、外伤性肘关节粘连综合征。

（2）肱骨外上髁穴

［定位］肱骨下端肘关节外侧骨性突起。

［解剖］前臂伸肘、伸腕、伸指肌群的起点。

［主治］肘损、肘痹、肘部伤筋。

肱骨外上髁炎、退行性肘关节炎、外伤性肘关节粘连综合征。

（3）尺骨鹰嘴上穴

［定位］肘关节屈曲，其后方突起的骨尖端上部凹陷中。

［解剖］肱三头肌止点。

［主治］肘痹、肘僵。

退行性肘关节炎、外伤性肘关节粘连综合征。

小结：根据肘部的特殊结构取穴定位，肘三穴全部治疗肘周围疾病，三穴可同时治疗，也可单独钩治，根据临床情况辨证取穴配伍，一般情况单独取穴，特殊情况要联合取穴。

腕三穴

（1）腕内穴

［定位］位于内关穴延伸于掌心部与腕横纹的连线交界处，在掌长肌与桡侧腕屈肌腱之间。

［解剖］皮肤、皮下组织、掌长肌腱外缘、屈肌支持带、腕横韧带。

［主治］腕痹、腕痛、呕吐、心悸、胸闷。

腕管综合征、神经性呕吐、神经性心悸、心动过速、心动过缓、腕部关节炎。

（2）腕外穴

［定位］位于外关穴延伸于掌背部与腕横纹的连线交界处，与腕内穴对应，位于指伸肌腱外缘。

［解剖］皮肤、皮下组织、伸肌支持带、腕背伸肌腱鞘。

［主治］腕痛、伤风、头痛、头晕、目眩。

腕背伸肌腱鞘炎、神经性头痛、抑郁症、腕部关节炎。

（3）腕上穴

［定位］在列缺穴向拇指延伸与腕横纹交界处的凹陷内，指长展肌与拇短伸肌肌腱外缘。

［解剖］皮肤、皮下组织、伸肌支持带、腱鞘。

［主治］腕部水瘤、局部伤筋、腕痹。

桡骨茎突狭窄性腱鞘炎、腱鞘囊肿、腕部关节炎。

小结： 根据腕部的特殊结构取穴定位，腕三穴不仅治疗腕关节周围疾病，同时也是近病远取的特殊部位，治疗相关的交感性疾病、自主神经紊乱性疾病等，三穴可同时治疗，也可单独钩治，根据临床情况辨证取穴配伍，一般情况选取 2 个穴位，如：腕内穴＋腕上穴或腕外穴＋腕上穴等。

髋三穴

（1）股骨大转子穴

［定位］股骨干上端大转子凸隆处。

［解剖］皮肤、皮下组织、臀中肌、臀小肌起点、梨状肌止点。

［主治］髋痛、痹证。

大转子疼痛综合征、大转子滑囊炎、梨状肌综合征、强直性脊柱炎、弹响髋、股骨头坏死、髋关节退变性关节炎。

（2）髂前上棘穴

［定位］髂嵴的前端，髂前上棘骨突部。

［解剖］皮肤、皮下组织、缝匠肌起点、阔筋膜张肌起点。

［主治］风寒湿痹证、脊痹、局部伤筋。

阔筋膜张肌劳损、缝匠肌劳损、强直性脊柱炎。

（3）髂后上棘穴

［定位］髂嵴的后端，髂后上棘骨突部。

［解剖］皮肤、皮下组织、臀肌筋膜、臀大肌起点、骶髂后韧带。

［主治］臀部伤筋、痹证。

臀肌筋膜综合征、骶髂关节韧带损伤、强直性脊柱炎。

小结：根据髋部的特殊结构取穴定位，髋三穴全部治疗髋周围疾病，同时对股骨头坏死、强直性脊柱炎对骶髂及股骨头的侵犯有很好的疗效。三穴可同时治疗，也可单独钩治，根据临床情况辨证取穴配伍，一般情况应取 1～2 个穴位。

膝三穴

（1）内侧副韧带穴

［定位］膝关节屈曲，胫骨内侧平台与股骨内髁之间，内侧副韧带中点。

［解剖］皮肤、皮下组织、内侧副韧带。

［主治］膝部伤筋、劳损、膝部顽痹。

髌骨软化症、膝关节骨性关节炎（OA）、慢性膝关节内侧副韧带劳损、陈旧性膝关节半月板损伤、类风湿膝关节炎。

（2）股骨外上髁穴

［定位］膝关节屈曲，股骨外髁上缘。

［解剖］皮肤、皮下组织、股四头肌、髌上滑囊。

［主治］膝部伤筋、膝部痹证。

膝关节骨性关节炎、膝部滑囊炎、慢性膝关节半月板损伤、髌骨软化症、类风湿膝关节炎。

（3）髌骨下穴

［定位］膝关节屈曲，髌骨下缘的中点。

［解剖］皮肤、皮下组织、髌韧带、髌下脂肪垫。

［主治］膝部伤筋、劳损、痹证。

膝部滑囊炎、膝关节骨性关节炎、慢性膝关节内侧副韧带劳损、髌骨软化症、类风湿膝关节炎、陈旧性膝关节劳损。

小结：根据膝部的特殊结构取穴定位，膝三穴全部治疗膝关节周围疾病，三穴可同时治疗，也可单独钩治，根据临床情况辨证取穴配伍，一般情况应取 2 个穴位。如内侧副韧带穴＋髌骨下穴，或股骨外上髁穴＋髌骨下穴，或股骨外上髁穴＋内侧副韧带穴。

膝三穴治疗疾病的治疗范围基本等同，但在临床上各有所侧重，内侧副韧带穴侧重于内侧副韧带劳损，股骨外上髁穴侧重于膝关节滑膜炎，髌骨下穴侧重于髌下脂肪垫劳损。

踝三穴

（1）踝关节内上髁后穴

［定位］胫骨体内侧面下端突起，在踝关节内侧凸隆的后缘。

［解剖］皮肤、皮下组织、屈肌支持带。

［主治］踝痹证、踝部伤筋、劳损、失眠。

跖（踝）管综合征、踝关节损伤综合征、跟腱炎、踝关节炎。

（2）踝关节外上髁后穴

［定位］腓骨的下端，在踝关节外侧凸隆的后缘。

［解剖］皮肤、皮下组织、腓侧副韧带。

［主治］踝部伤筋、踝痛、腹胀、腰痛。

跟腱炎、踝关节损伤综合征、踝关节炎。

（3）踝关节前穴

［定位］踝关节前方，趾长伸肌与拇长伸肌之间。

［解剖］皮肤、皮下组织、伸肌上支持带、前跗管。

［主治］踝部劳损、踝痹证。

前跗管综合征、踝关节损伤综合征、陈旧性局部韧带劳损或损伤。

13. 什么是新夹脊穴（魏氏夹脊穴）？

新夹脊穴是由魏玉锁主任委员经过多年的潜心研究钩活术时而发现的。新夹脊穴位于人体的脊柱两侧，是督脉的别络，归属于中医的经外奇穴，经国家中医药管理局认定为新夹脊穴。

新夹脊穴选穴的依据是根据脊柱的局部解剖、脊柱的生理特点、交感干分布、脊柱的病理特点、贯穿于脊柱上下的督脉理论、十二正经中膀胱经理论、脏腑经络等理论而选穴的。

（1）局部解剖的依据

脊柱是人体的脊梁，是中心柱轴，由 24 块椎骨和骶尾骨组成，人体的任何一种运动都要脊柱的配合，而且每一个脊椎和脊椎之间旁边都有一个椎间孔，是脊神经的出口，脊椎和脊椎之间的连结是脊椎后方的两个关节突之间的连结，两个关节突之间形成滑膜关节。各种运动的产生都要有相应滑膜关节的运动，滑膜关节发生病变，必然影响人体的运动，滑膜关节活动量最大，最易受损，受损必然影响运动功能，进而影响脊柱整体的功能。

脊柱旁的椎间孔，是两个椎弓之间的小孔，脊神经从此孔走出椎管。脊神经的功能多而复杂，遍及全身各部。如果此孔发生病变（变窄、缩小、机械性压窄），必然影响脊神经的功能。椎间孔功能的正常是脊神经功能正常的基本保证。

脊柱两侧有众多肌肉包绕，各有其功能，其中最重要的是竖脊肌，自骶尾开始向上直达枕骨。脊柱各种功能的产生无不受竖脊肌的影响，竖脊肌走行于脊柱的两侧，和每一个椎体都有连接关系，竖脊肌是脊柱中最重要的肌肉之一。

从脊柱的滑膜关节，椎弓下椎间孔，以竖脊肌为代表的重要肌肉等等，可以看出治疗脊柱病、脊柱相关疾病必须在脊柱旁的滑膜关节、椎间孔、竖脊肌周围选穴。

（2）生理依据

1）脊柱的功能

脊柱具有支持身体，保护脊髓、脊神经，增加弹性，吸收震荡和进行众多运动的功能。脊柱是通过多个运动节段联合作用进行活动的，相邻两个椎骨之间的运动范围有限。若干运动节段的联合或整个脊柱的运动范围则显著增大。脊柱可进行多种多样的运动。可沿横轴做前屈、后伸运动；沿纵轴做旋转运动和侧屈运动。脊柱各部运动的性质和范围大小取决于关节突关节面的方向、形状和脊椎形态、宽窄以及椎间盘的厚薄。在脊柱一系列活动中，颈椎关节突关节面的方向接近水平，故能做较大幅度的前屈、后伸、侧屈和旋转的活动。胸椎因和肋骨、胸骨构成框架，限制了其较大运动幅度，只能做侧屈运动，而且下胸段较上胸段活动度大。腰骶椎借着骨盆的倾斜可增大整个躯干的活动度，以屈伸运动范围较大，而旋转度很小。概言之，屈伸幅度以颈部次之，胸部最小；侧屈和旋转以颈部最大，侧屈在胸部和腰部几乎相等；胸腰部旋转幅度以胸腰部交界处大，下腰部最小。此外，运动范围还因年龄和锻炼与否而有较大差别，老年人比年轻人运动范围可减少一半。

脊柱各种功能尤其是运动功能的完成，必须由脊椎、椎间盘、椎间关节、周围的肌肉、韧带共同完成，治病取穴于椎间关节周围为之科学。

2）脊柱的组成及其力学特性

脊柱是由脊椎、椎间盘、小关节、韧带组成。

①脊椎 脊椎和椎间盘共同组成脊柱的前部结构，承受着脊

柱的大部分压缩载荷。脊椎截面随着上部躯干重量的逐步增加，由上而下越来越大。这主要是由于脊椎自上而下体积逐渐增大从而使承载面积也相应增大的缘故。脊椎是椎骨受力的主体。

②椎间盘　从组织解剖结构上观察，椎间盘由纤维环、髓核和软骨终板三部分组成。椎间盘与脊椎连接坚固，使两者不易滑动和分离。这样，髓核就被严密包容在由纤维环的内、外层纤维和软骨终板等构成的容器里。椎间盘具有压缩、拉伸、弯曲、剪切、扭转、黏弹等特性。

③小关节　小关节作为组成脊柱的一部分，生物力学功能主要是承受压缩、拉伸、剪切、扭转等不同类型的载荷，保持脊柱的稳定性，并在此基础上提供一定范围的生理活动。

④韧带　脊柱的前部和后部均有坚强的韧带并承担着大部分张力载荷。除黄韧带外，延伸率均极低，因此可与椎间盘一同提供脊柱内源性稳定。脊柱各韧带协同作用，既保持脊柱相邻椎骨之间的正常关系，又保持适度的生理活动，限制脊柱的过度活动，而且在快速高载荷创伤环境中，还可吸收突然增加的大量能量，保护脊髓不受损伤。

⑤脊柱周围肌肉与韧带的作用　脊柱的运动是在神经和肌肉的协同作用下完成的。脊柱前方的肌肉收缩可使脊柱前屈，后方的肌肉收缩可使脊柱后伸，脊柱一侧的肌肉收缩可使脊柱侧屈，纤维斜行的肌肉收缩可使脊柱旋转。而前屈、侧屈、后伸再侧屈的依次连续动作可完成环转运动。脊柱在躯干稳定中起主要作用。脊柱之所以能承担较大的负荷，主要依靠躯干的肌肉。当弯腰提取重物时，腰骶部将产生很大的应力，是由骶棘肌和臀大肌的收缩，利用短臂来举起重量的。

脊柱韧带也承担着脊柱的大部分张力负荷。除黄韧带外，其他脊柱韧带均延伸到极低，并与椎间盘一起成为脊柱的内源性稳定因素。韧带的黏弹性既能控制脊柱于生理限度内充分活动，又能保持一定的姿势体位。当前屈时，前纵韧带松弛，椎间盘前部被挤压至运动极限时，后纵韧带、黄韧带、棘间及棘上韧带和椎间盘的后部均处于极度绷紧状态。又如侧屈时，椎间盘侧部受压，对侧拮抗肌的张力和周围韧带都是限制侧屈的因素。

⑥脊椎病变累及脊神经

脊神经根　脊髓的两侧前、后方各有 1 对神经根，前、后根均由一系列神经纤维束（根丝）组成。前根为运动性传出根，后根为感觉性传入根，后根较前根略粗，二者在椎间孔处会合。后根在会合前邻近椎间孔处有一椭圆形膨大，为脊神经节。（图 1 - 27）前根：起于脊髓的前角和侧角，含有大小两种有髓鞘纤维。大纤维属随意肌运动纤维，支配躯体的横纹肌；小纤维是自主神经的节前纤维，支配血管和内脏器官的平滑肌，只见于第 8 颈髓至第 3 腰髓和第 2~4 骶髓前根内。后根：由神经节细胞的中枢突所组成，大的有髓鞘纤维，传导来自肌肉、肌腱、关节和皮肤黏膜的本体感觉；小的有髓鞘纤维传导痛觉、温度觉和部分触觉。此外也有极少数由侧角细胞发出的纤维加入后根、脊神经，支配皮肤血管的舒缩运动。

前、后根在穿出硬脊膜后排列关系有了改变，在椎间孔中部呈上下排列，后根在上，前根在下。在椎间孔内脊神经节的外方，前、后根会合组成脊神经。

⑦神经根与椎间孔的关系　由于脊髓短而椎管长，各节段的脊神经根在椎管内走行的方向和长短各有不同。颈神经较短，行程略近水平，胸部的则斜向下行，而腰骶部的神经根较长，行程近于垂直，并汇集成束，称为马尾。

脊神经离出椎间孔的方位也因脊椎节段不同而各异。第 1~7 颈神经是在同序颈椎上方的椎间孔穿出，第 8 颈神经是在第 7 颈椎下方的椎间孔穿出，胸、腰神经均在同序椎骨下方的椎间孔出椎管，第 1~4 骶神经由同序的骶骨前、后孔穿出，第 5 骶神经和尾神经由骶管裂孔穿出。

在椎间孔处，脊神经有重要的毗邻关系，其前方有脊椎和椎间盘，后方有椎间关节及黄韧带，而在颈椎椎间孔的前方还有钩椎关节。此外出入椎间孔的结构还有脊髓的动、静脉和脊神经的

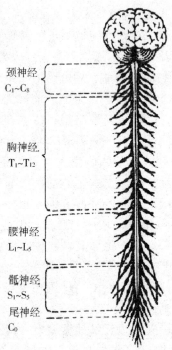

颈神经
$C_1 \sim C_8$

胸神经
$T_1 \sim T_{12}$

腰神经
$L_1 \sim L_5$

骶神经
$S_1 \sim S_5$

尾神经
C_0

C: 颈、T: 胸、L: 腰、Co: 尾

图 1-27　颈、胸、腰、骶尾脊神经

返支，又称窦椎神经。因此脊椎病变可累及脊神经，出现感觉或运动障碍。当钩椎关节变性增生时，对神经根的压迫因病变部位不同而有不同的表现。骨刺靠近椎间孔时只压迫前根，可出现迟缓性瘫痪而无感觉改变。骨刺在椎间孔中部上方时，只压迫后根和神经节，仅有疼痛等感觉障碍而无运动障碍。治疗脊神经障碍性疾病，应考虑脊神经的问题，在治疗选穴上应以椎间孔周围为主。

　　脊椎既有负重、吸收震荡作用，又可保护脊髓做前屈、后伸、侧屈、旋转和环转运动。脊柱各部运动的性质和范围大小取决于关节突关节面的方向和形状、脊椎的形态和椎间盘的厚薄。在脊柱一系列活动中，关节突关节（小关节）起着主导作用，所以新夹脊选穴目标针对的是关节突关节，钩针就在关节突关节上方钩治，解除关节突关节周围的压力和张力，使小关节活动灵活，脊柱由不平衡状态钩治后重新建立平衡，所以在此选穴尤为正确。

另外，同时出入椎间孔的结构除脊神经外，还有脊髓的动、静脉和脊神经的脊膜支（窦椎神经），新夹脊撇撇穴正是脊神经发出椎间孔的位置，因此脊椎病变可累及脊神经，出现感觉或运动障碍，新夹脊撇撇穴可视为阻滞穴，此穴位点的下方即是脊神经，在此选穴目标明确，具有针对性，药物可直达病所，疗效显著。通过钩治椎间孔的周围穴位点，使局部减压、减张、疏通、松解，而使经过椎间孔的动静脉、脊神经的周围压力也相应降低，加速了动脉的供血和静脉的回流，受阻的脊神经得到了畅通。

（3）交感干分布依据

交感干分布于脊柱的两侧，调节指挥全身脏器的功能，是交感神经和副交感神经的总干，通过钩治脊柱两侧的新夹脊83穴，从而调节交感神经和副交感神经，达到治疗全身疾病的目的。

交感神经与副交感神经在来源、形态结构、分布范围和功能上存在下列不同点。

1）分布范围不同。交感神经几乎分布于全身各部。而副交感神经分布则比较局限，一般认为大部分血管、汗腺、竖毛肌、肾上腺髓质均无副交感神经支配。

2）低级中枢的部位及周围部神经节的位置不同。交感神经的节前神经元起自 $T_1 \sim L_3$ 脊髓节灰质侧柱的中间带外侧核内，交感神经节位于脊柱两旁（椎旁节）和脊柱前方（椎前节）；副交感神经的节前神经元起自中脑、脑桥、延髓及 $S_{2\sim4}$ 脊髓节，副交感神经节位于所支配的器官附近（器官旁节）或器官壁内（器内节）（图1-28）。因此副交感神经节前纤维比交感神经长，而节后纤维则较短。

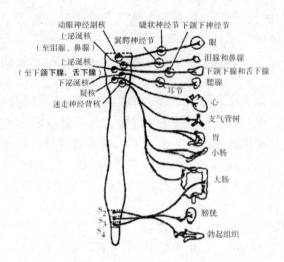

动眼神经副核
上泌涎核
（至泪腺、鼻腺）
上泌涎核
（至下颌下腺、舌下腺）
下泌涎核
疑核
迷走神经背核

睫状神经节　下颌下神经节
翼腭神经节
耳节

眼
泪腺和鼻腺
下颌下腺和舌下腺
腮腺
心
支气管树
胃
小肠
大肠
膀胱
勃起组织

S_2
S_3
S_4

图 1－28　副交感神经系

3）节前神经元与节后神经元的比例不同。一个交感节前神经元的轴突可与许多节后神经元组成突触。而一个副交感节前神经元的轴突则与较少的节后神经元组成突触。所以交感神经的作用范围较广泛，而副交感神经则较局限。

4）对同一器官的作用不同。交感与副交感对同一器官的作用既是互相拮抗又是互相统一的。当机体运动加强时，交感神经的活动加强，而交感神经的活动则减弱，于是出现心跳加快、血压升高、支气管扩张、瞳孔开大、消化活动受抑制等现象，此时机体的代谢加强，能量消耗加快，以适应环境的剧烈变化。而当机体处于安静或睡眠状态时，副交感神经的活动反而加强，而交感神经却受到抑制，因而出现心跳减慢、血压下降、支气管收缩、瞳孔缩小、消化活动增强等现象。这有利于体力的恢复和能量的储存。

表 1-2　交感神经与副交感神经的功能对比

分布	交感神经	副交感神经
	心跳加快、加强	心跳减慢
脉管系统	冠状血管舒张	冠状血管收缩
	腹部内脏和皮肤血管收缩	消化腺血管扩张
呼吸系统	支气管扩张	支气管平滑肌收缩
	胃肠道蠕动减弱	胃肠道蠕动增强
消化系统	消化腺分泌少量黏稠消化液	消化道分泌多而稀的消化液
	胆囊舒张	胆囊收缩
	肛门内括约肌收缩	肛门内括约肌舒张
泌尿系统	尿道内括约肌收缩、血管收缩	膀胱逼尿肌收缩，尿道内括约肌、排尿舒张
眼	瞳孔开大	瞳孔缩小
汗腺、竖毛肌	汗腺分泌、竖毛	
内分泌腺	促进肾上腺素分泌	促进胰液分泌
代谢	促进异化作用	促进同化作用

5）效应器对交感神经传导冲动发生反应的间隔期为几秒至 1 分钟，作用时间可维持几秒至几分钟；而对副交感神经的反应间隔期仅为百分之几秒至千分之几秒，作用维持时间也很短。

6）交感神经和副交感神经节前纤维的神经末梢释放的神经递质为乙酰胆碱；大部分交感神经节后纤维的神经末梢释放交感素（即去甲肾上腺素及少许肾上腺素）；副交感神经节后纤维及小部分交感神经节后纤维（支配汗腺及骨骼肌）的神经末梢也释放乙酰胆碱。

颈部交感神经属自主（内脏）神经系统的一部分。自主神经系统与躯体神经系统在形态及功能上有如下不同点。

1）躯体传入纤维受体表、骨、关节及肌肉传来的刺激，调节机体运动及机体与外界环境的相对平衡；而自主性传入纤维则感受身体内部脏器传来的冲动，调节机体的内在环境。

2）躯体运动神经支配骨骼肌，使其发生迅速适宜的运动；而自主性神经纤维则支配内脏、心血管、平滑肌和腺体，在正常情况下，进行相对平衡且有节律性的内脏活动，以调节机体的新陈代谢，在环境发生急剧变化时，则促使机体发生一系列的内脏应激活动。

3）躯体神经传出纤维较均匀地起于脑干及脊髓的全长，在周围保持明显的分节性；自主性神经的周围传出纤维仅由中枢神经系统的几个部分发出，即中脑、脑桥、延髓、脊髓的 $T_1 \sim L_3$ 及 $S_{2 \sim 4}$ 节，从脊髓发出者，区分为胸腰部及骶部，但缺乏明显的分节性。

4）在与效应器的联络方式上，躯体神经传出神经元的细胞体位于脊髓的前角内，其轴突经前根走出，直达骨骼肌；自主性神经的传出神经纤维并不直达效应器，而是在自主神经节内交换神经元，再由节内神经元发出纤维到达效应器。因此，自主神经的全部径路分为节前与节后两部分。神经节分为脊柱两侧的椎旁神经节、脊柱前方的椎前神经节及内脏壁内神经节。节后神经元的数目较多，一个节前神经元可以和多个节后神经元构成突触（图 1 - 29、图 1 - 30）。

5）自主神经传出神经节后纤维的分布形式和躯体神经亦有不同。躯体神经以神经干的形式分布，而自主神经节后纤维常攀附脏器或血管形成神经丛，由丛再生支至效应器。

6）躯体运动神经纤维一般是比较粗的有髓纤维，而自主神经的运动神经纤维则是薄髓（节前纤维）和无髓（节后纤维）的细纤维。

7）躯体运动神经纤维对效应器的支配，一般都受意志的控制；而自主神经的运动神经对效应器的支配则在一定的程度上不受意志的控制。

8）躯体运动神经只有一种纤维成分，自主神经的运动神经则有交感和副交感神经的双重支配。

一般认为，颈髓不直接发生交感神经纤维，颈部交感神经纤维的节前纤维来自第 1 ~ 2 胸髓节灰质的外侧中间柱，但 Laurelled

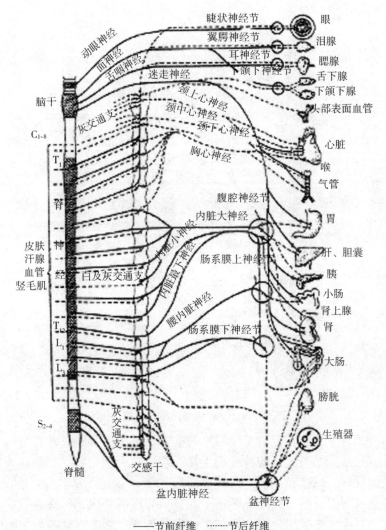

——节前纤维　……节后纤维

图 1－29　内脏运动神经概况

发现在第 4~8 颈髓节灰质前角基底的外侧中间柱也存在交感神经细胞，其节前纤维随 C_5 ~ T_1 躯体运动纤维传出。节前纤维经脊神经前支发出的白交通支上行至颈部交感神经节。灰交通支或节

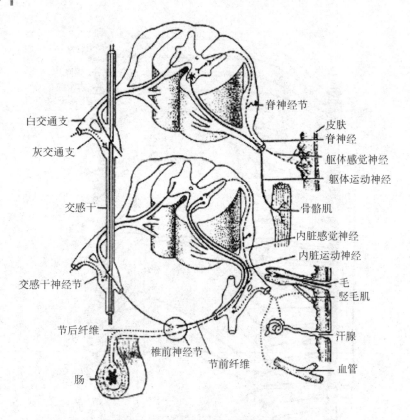

白交通支

灰交通支

交感干

交感干神经节

节后纤维

肠

椎前神经节

节前纤维

脊神经节

皮肤
脊神经
躯体感觉神经
躯体运动神经

骨骼肌

内脏感觉神经

内脏运动神经

毛
竖毛肌

汗腺

血管

图 1－30　交感神经纤维走行模式

后纤维再从交感神经节至颈神经前支，沿其分支分布。并有交通支直接或间接与大部脑神经相连接。至上肢、下胸部、头颈部皮肤的汗腺、瞳孔括约肌、眼睑平滑肌，咽、心脏及头、颈、上肢的血管等。这些节后纤维终止于动脉、静脉的外膜，形成血管周围丛，由丛再发出分支，分布于血管的外膜，或者在外膜与中间层之间，小纤维进入肌层并控制肌层，其他神经纤维有的分布于肌层或内膜交界处，但都不终止于内膜。节后纤维还在脊神经脊膜支返回椎间孔前参加其内。脊膜支或称返神经，为窦椎神经的一个组成部分，窦椎神经支配硬脊膜、脊椎后骨膜、椎间盘纤维环浅层、后纵韧带及硬膜外间隙内的血管和疏松结缔组织。颈部的交感干神经节有 3 个，即颈上神经节、颈中神经节及颈下神经节（图 1-31）。这 3 个神经节以节间支相互连接；节间支一般为1 支，但有时颈上与颈中神经节之间的节间支为 2 支，颈中与颈下之间节间支为多支。颈交感干神经位于颈长肌的浅面、脊椎的两旁和椎前筋膜的深侧。

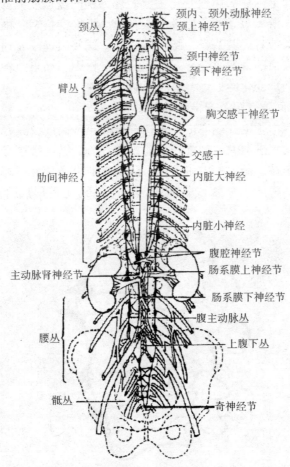

颈丛 {　　　　颈内、颈外动脉神经
　　　　　　　颈上神经节
　　　　　　　颈中神经节
　　　　　　　颈下神经节
臂丛 {
　　　　　　　胸交感干神经节
　　　　　　　交感干
肋间神经 {　　内脏大神经
　　　　　　　内脏小神经
　　　　　　　腹腔神经节
主动脉肾神经节　肠系膜上神经节
　　　　　　　肠系膜下神经节
　　　　　　　腹主动脉丛
腰丛 {　　　　上腹下丛
骶丛　　　　　奇神经节

图 1-31　交感干全貌

由于交感神经而引发的疾病，在临床上其症状复杂多变，甚至是一种"怪病"，即使诊断明确，也无行之有效的治疗方法。钩活术选穴于脊柱旁，有调节交感神经的作用，由此可解决部分疑难杂症。

（4）病理依据

椎间盘突出症的病理变化主要表现为椎间盘退变、膨隆、突出、脱出、游离等。部分患者尚伴有颈、腰椎管狭窄，椎间盘钙化，椎间关节骨性关节炎，腰椎滑脱等。这些病理改变通常认为是椎间盘突出的继发改变，在临床诊疗工作中，如果忽视了对这些继发性病理变化的处理，必然影响疗效。

1）椎间隙变窄及脊椎缘骨赘形成

椎间盘由于退变或突出，维持脊椎间正常高度及其稳定。由于椎间活动范围增大，纤维环、前纵韧带、后纵韧带遭受异常应力，继而牵拉、撕裂、出血钙化而形成脊椎边缘骨赘；髓核可突破纤维环，将前纵韧带或骨膜顶起，然后钙化而形成骨赘（图1–32）。

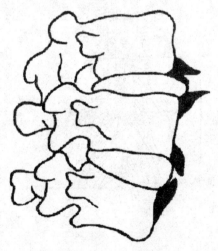

图1–32 各种形态的骨赘

脊椎前缘与侧方骨明显多于后方，这是因为后纵韧带缺乏应力附着所致。脊椎前缘骨赘一般不引起临床症状，后方骨赘不论是发生在硬脊膜前方、侧隐窝还是椎间孔均可引起明显的神经压迫症状。

2）脊椎不稳定

脊椎不稳是指脊椎运动节段高度下降，使节段活动范围超过正常，活动性质也有改变，而引起的一系列临床表现和潜在的脊柱进行性畸形及神经损害。椎间盘退变被认为是脊椎不稳的病因。脊椎不稳经历了三个不同时期：①功能紊乱期（早期）：表现为受累节段功能异常，但病理改变轻微。②不稳定期（中期）：椎间盘高度及内容物均减少，纤维环膨出，韧带及关节囊松弛，椎间关节退变。③稳定重建期（晚期）：通过纤维及骨增生获得再稳定。

3）小关节退变

脊柱关节由每一节段的椎间盘关节及两个关节突关节组成稳定的三关节复合体。若其中任何一个关节退变，必然影响其他两个关节。椎间盘退变或突出发生后，继发椎间隙变窄，使椎间小关节活动度增大，关节面遭受异常应力引起小关节退变。此外，椎间隙狭窄还使两侧小关节半脱位，小关节的关节突重叠增大，下位脊椎的上关节突上升超过了上位脊椎下缘向后的延长线，使椎间孔变窄，压迫神经根引起临床症状。小关节软骨退变、破坏、纤维化，滑膜炎症，关节囊纤维化，小关节半脱位，刺激或压迫神经引起腰痛，形成小关节骨性关节炎，产生慢性颈肩腰腿痛与脊椎活动障碍。

4）黄韧带退变、增厚

黄韧带位于椎板间及关节部。正常黄韧带厚 2～4mm，由大的弹性纤维构成，隔以薄的胶原纤维束，呈梭形的成纤维细胞极少。椎间盘退变或突出使脊椎不稳，机体通过黄韧带增生、增厚以维护脊椎的稳定，是机体的代偿反应。椎间盘突出患者黄韧带明显增厚，可达 0.5～1.0cm，质变脆甚至钙化。

5）颈腰椎管狭窄症与退行性变

椎间盘突出合并椎管狭窄十分常见。一般认为，椎间盘不稳、黄韧带肥厚、脊椎缘骨赘及小关节增生均可导致退行性变，颈、腰椎管狭窄症发生，使椎间盘突出的病理与临床表现复杂化。腰椎管的三叶形改变加剧了椎管狭窄的程度。退行性变腰椎管狭窄有中央型和神经根通道狭窄两种形式，椎间盘突出继发的椎管狭窄以神经根通道狭窄为主，少部分因腰椎管三叶状改变而成为中央型狭窄。神经根通道狭窄是指发生在神经离开硬膜囊至穿出椎间孔外口路径上的狭窄而引起神经损害，此型狭窄主要发生在以下三个部位。

①入口区：指神经根从离开硬膜囊至峡部的上缘区域。脊椎及椎间盘的后面组成其前壁，椎间关节的内外关节囊和黄韧带构成后壁。无论是骨质增生、关节突肥大、黄韧带肥厚，还是椎间盘突出导致的椎间隙进一步狭窄，均位于此区，是狭窄的好发部位。

②中间区：相当于椎弓峡部区，为真骨性区。峡部为其后壁，峡部所对的脊椎后侧为前壁。峡部崩裂、增生、原发三叶形椎管、椎弓根异常短缩等常引起该区狭窄。

③出口区：指椎间管，前壁为脊椎与椎间盘，后壁为后关节外侧，正常椎间管大小差异可达 50%，故很少出现神经根压迫。椎间盘的后外侧突出、后关节增生及滑脱均可压迫神经根。椎管狭窄的症状与狭窄的节段部位关系密切。多节段狭窄易出现间歇性跛行症状，单节段中央管或神经根管狭窄较少引起间歇性跛行。两个节段的中央管狭窄可引起神经根静脉充血，影响双侧神经根，导致双下肢间歇性跛行；单节段中央管狭窄及单侧神经根管远端狭窄，可致神经根静脉充血，引起单侧间歇性跛行。多节段腰椎管狭窄伴神经根静脉瘀血，休息时亦可无症状。而行走时，神经根供血比休息时增加 200% ~ 300%，由于静脉瘀血满足不了行走时神经根的供血，故出现间歇性跛行症状。

6）退行性腰椎滑脱

椎间盘突出在退行性腰椎滑脱发生过程中起相当重要的作

用。正常情况下，腰椎伸屈活动时，上位脊椎在相邻下位脊椎上产生一定向前滑脱的力，能被后方椎小关节对抗；与此同时，椎间盘纤维环连接上下脊椎亦能对抗前滑力，从而稳定脊柱。椎间盘突出或退变后，椎间隙狭窄，纤维环松弛，椎弓峡部对抗脊椎前滑作用减弱，使关节突关节遭受的前屈及旋转应力增大，椎弓峡部在异常应力作用下发生疲劳骨折而致脊椎崩裂；同样，小关节在异常应力作用后关节软骨退变、剥脱、暴露软骨下骨形成骨性关节炎；椎间小关节在超载荷情况下韧带及关节囊松弛，发生半脱位，使腰椎不稳加重，导致脊椎前滑脱发生。反之，腰椎滑脱进一步损伤椎间盘，致使纤维环撕裂，髓核脱出。椎间盘突出、椎弓峡部断裂产生的瘢痕组织，增生的骨赘，以及不同程度的脊柱滑脱均可压迫神经引起症状。

　　7）椎间盘突出合并骨化

　　椎间盘突出合并骨化又称骨化型腰椎间盘突出，临床上并不少见，占椎间盘突出症的 5%～15%，主要表现为纤维环部分钙化，可与后纵韧带粘连，严重者纤维环全部骨化或突出椎间盘组织大部分骨化，与后纵韧带无法分开，属软骨化骨，镜下可见软骨基质中钙盐沉积，其间有骨陷窝和骨细胞。骨化从纤维环表层发生，而后深入到纤维环的全层和髓核。由于对神经根或马尾神经造成硬性压迫，易引起神经组织不可逆病理变化，临床症状较严重且呈持续性，神经功能恢复较慢。腰椎间盘突出合并骨化的形成机制尚不清楚。骨化是椎间盘退变的一种形式，椎间盘退变突出后，椎间不稳，突出的椎间盘骨化是机体相应节段对椎间不稳的防御反应，是遵循 Wolf 定律在椎管内骨外骨的重建。认为在椎间盘退变基础上，脱出髓核"缺血坏死"，表面血管包绕侵入产生炎症反应，致使突出物钙化。椎间盘突出合并骨化不同于后纵韧带钙化、椎体后缘骨赘、脊椎后缘离断症，从影像学及手术病理上可以区别。

　　以上自然退变和病理变化都会影响脊柱的自然运动，影响其各种生理功能而出现相应的临床表现，其中关节突关节是产生临床症状和相应病理变化的关键所在，所以在此选穴（关节突关节上方）最科学，在关节突关节上方减压、减张、松解、疏通，松解粘连组织，解除软组织牵拉，改变局部血液循环，促进代谢物及致痛物的吸收和排除，纠正小关节平衡失调，重建脊柱立平衡，减缓骨质增生生长。此穴位点针对性强，目标明确，疗效显著。

从以上七项病理变化中，我们可以看出退变老化是必然的，退变老化所引发的系列病理变化骨赘形成、脊椎不稳，随即小关节退变、黄韧带肥厚、椎管狭窄、退变性滑脱等。由此可引发病之症状，甚至瘫痪在床。这其中最重要的因素是一个"异常应力"的出现，是引发病理变化的导火索，这个异常应力的出现要从椎间盘的自然退变、髓核脱水谈起：椎间盘由于退变或突出，维持脊椎间正常高度及其稳定功能减弱，使椎间隙变小狭窄，椎间不稳，椎间活动范围增大，纤维环、前纵韧带、后纵韧带遭受"异常应力"。这个"异常应力"引起脊柱的众多不平衡，不平衡是病患产生症状和加速老化的主要原因。在治疗方面，铲除这个"异常应力"建立平衡是治疗的关键。由于脊柱连结是三关节连结，即两个关节突关节和一个椎间盘关节，椎间盘的退变而产生"异常应力"必然落在了两个关节突关节上。铲除这个"异常应力"，建立平衡治疗疾病，减缓退变，在关节突关节周围选穴是必然的、准确的、科学的。通过钩治减压、减张，"异常应力"释放，平衡建立，症状消失，退变减缓，疾病得到了救治。

（5）针灸学的督脉理论依据、膀胱经理论依据、脏腑经络理论依据等针灸理论

通过脏腑经络理论我们懂得，人体各种功能活动都是五脏、六腑、经络功能的体现，相反各种疾病的出现也都与五脏、六腑、经络的功能密切相关，治疾病，便是调脏腑、通经络，五脏六腑所对应十二正经的"俞穴"都在背部脊柱旁，所以，在背部十二正经"俞穴"旁取穴（新夹脊83穴），治疗脊柱病，也能调理脏腑，治疗十二正经经脉病。

（6）新夹脊穴定位及主治

新夹脊穴的定位是以脊柱的骨性标志为基准，以关节突关节为准绳，随骨性标志的变化而变化，利用坐标定位取穴法定位。

表1－3 魏氏夹脊穴与脊椎节段的关系

部位	魏氏夹脊83穴
颈段 (24个穴位)	颈1(C_1) 颈2(C_2) 颈3(C_3) 颈4(C_4) 颈5(C_5) 颈6(C_6) 颈7(C_7) 颈8(C_8) 颈1′(C_1′) 颈2′(C_2′) 颈3′(C_3′) 颈4′(C_4′) 颈5′(C_5′) 颈6′(C_6′) 颈7′(C_7′) 颈8′(C_8′) 颈1″(C_1″) 颈2″(C_2″) 颈3″(C_3″) 颈4″(C_4″) 颈5″(C_5″) 颈6″(C_6″) 颈7″(C_7″) 颈8″(C_8″)
胸段 (36个穴位)	胸1(T_1) 胸2(T_2) 胸3(T_3) 胸4(T_4) 胸5(T_5) 胸6(T_6) 胸7(T_7) 胸8(T_8) 胸9(T_9) 胸10(T_{10}) 胸11(T_{11}) 胸12(T_{12}) 胸1′(T_1′) 胸2′(T_2′) 胸3′(T_3′) 胸4′(T_4′) 胸5′(T_5′) 胸6′(T_6′) 胸7′(T_7′) 胸8′(T_8′) 胸9′(T_9′) 胸10′(T_{10}′) 胸11′(T_{11}′) 胸12′(T_{12}′) 胸1″(T_1″) 胸2″(T_2″) 胸3″(T_3″) 胸4″(T_4″) 胸5″(T_5″) 胸6″(T_6″) 胸7″(T_7″) 胸8″(T_8″) 胸9″(T_9″) 胸10″(T_{10}″) 胸11″(T_{11}″) 胸12″(T_{12}″)
腰段 (15个穴位)	腰1(L_1) 腰2(L_2) 腰3(L_3) 腰4(L_4) 腰5(L_5) 腰1′(L_1′) 腰2′(L_2′) 腰3′(L_3′) 腰4′(L_4′) 腰5′(L_5′) 腰1″(L_1″) 腰2″(L_2″) 腰3″(L_3″) 腰4″(L_4″) 腰5″(L_5″)
骶段 (8个穴位)	骶1(L_1) 骶2(L_2) 骶3(L_3) 骶4(L_4) 骶1″(L_1″) 骶2″(L_2″) 骶3″(L_3″) 骶4″(L_4″)

注:颈1(C_1)代表颈一穴

　胸1(T_1)代表胸一穴

　腰1(T_1)代表腰一穴

　骶1(S_1)代表骶一穴

（7）新夹脊穴的主穴、撇穴、撇撇穴与相邻椎体的关系（图1－33）

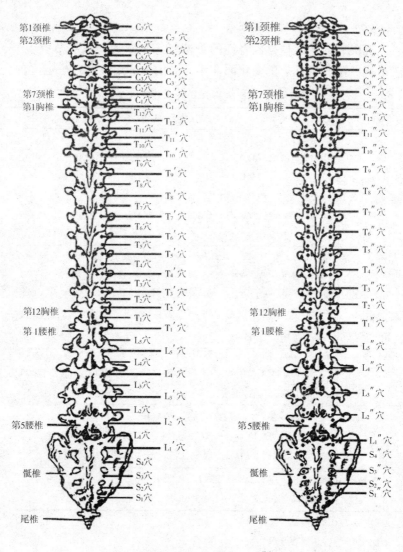

第1颈椎
第2颈椎

第7颈椎
第1胸椎

第12胸椎
第1腰椎

第5腰椎

骶椎

尾椎

C₇'穴
C₆穴 C₆'穴
C₅穴 C₅'穴
C₄穴 C₄'穴
C₃穴 C₃'穴
C₂穴 C₂'穴
C₁穴 C₁'穴
T₁₂穴 T₁₂'穴
T₁₁穴 T₁₁'穴
T₁₀穴 T₁₀'穴
T₉穴 T₉'穴
T₈穴 T₈'穴
T₇穴 T₇'穴
T₆穴 T₆'穴
T₅穴 T₅'穴
T₄穴 T₄'穴
T₃穴 T₃'穴
T₂穴 T₂'穴
T₁穴 T₁'穴
L₅穴 L₅'穴
L₄穴 L₄'穴
L₃穴 L₃'穴
L₂穴 L₂'穴
L₁穴 L₁'穴
S₄穴 S₄'穴
S₃穴
S₂穴
S₁穴

C: 颈 T: 胸 L: 腰 S: 骶

C₁穴: 颈1穴   C₁'穴: 颈1撇穴

图 1 - 33 新夹脊穴示意图

（8）新夹脊（新夹脊）83 穴解剖定位及主治

1）颈一穴（C_1穴）

［定位］第 7 颈椎棘突下，督脉旁开 0.6 寸，左右各一。

［解剖］斜方肌、菱形肌、上后锯肌、项韧带、头夹肌、颈夹肌，深层为骶棘肌、半棘肌、多裂肌和回旋肌；椎动脉、椎静脉；深层为第八颈神经后支外侧支。

［主治］上肢痛、肩背痛、指痛、咳嗽、气喘、发热、头痛、项强、外感、鼻塞、流涕。

颈椎病（以臂丛神经受累为主）、颈段强直性脊柱炎等。

2）颈二穴（C_2穴）

［定位］第 6 颈椎棘突下，督脉旁开 0.6 寸，左右各一。

［主治］上肢痛、肩背痛、指痛、头晕、头痛、恶心、呕吐、项强、咽部异物感、咳喘、心悸。

颈椎病（以臂丛神经、交感神经受累为主）、颈段强直性脊柱炎等。

3）颈三穴（C_3穴）

［定位］第 5 颈椎棘突下，督脉旁开 0.6 寸，左右各一。

［解剖］斜方肌、项韧带、头夹肌、颈夹肌，深层为骶棘肌、半棘肌、多裂肌和回旋肌；椎动脉的横突部与该部椎静脉的丛环；深层为第六颈神经后支外侧支。

［主治］臂痛、肩背痛、指痛、颈痛、颈僵、项强、头晕、头痛、失眠、健忘、不寐。

颈椎病（以臂丛神经、交感神经受累为主）、颈段强直性脊柱炎等。

4）颈四穴（C_4穴）

［定位］第 4 颈椎棘突下，督脉旁开 0.6 寸，左右各一。

［解剖］斜方肌、项韧带、头夹肌、颈夹肌，深层为骶棘肌、半棘肌、多裂肌和回旋肌；椎动脉的横突部与该部椎静脉的丛环；深层为第五颈神经后支外侧支。

［主治］项强、项痛、头晕、头痛、呕吐、鼻塞、流涕、胸闷、失眠。

颈椎病（以颈丛神经、交感神经受累为主）、颈段强直性脊柱炎等。

5）颈五穴（C_5穴）

［定位］第3颈椎棘突下，督脉旁开0.6寸，左右各一。

［解剖］斜方肌、项韧带、头夹肌、颈夹肌，深层为骶棘肌、半棘肌、多裂肌和回旋肌；椎动脉的横突部与该部椎静脉的丛环；深层为第四颈神经后支外侧支。

［主治］头项痛、项强、眩晕、耳鸣、目痛、鼻塞。

颈椎病（以颈丛神经受累为主）、颈段强直性脊柱炎等。

6）颈六穴（C_6穴）

［定位］第2颈椎棘突下，督脉旁开0.6寸，左右各一。

［解剖］斜方肌、项韧带、头夹肌、颈夹肌，深层为骶棘肌、半棘肌、多、裂肌和回旋肌；椎动脉的横突部与该部椎静脉的丛环；深层为第三颈神经后支外侧支。

［主治］颈痛、头项痛、项强、眩晕、耳鸣、目痛、鼻塞。

颈椎病（以颈丛神经受累为主）、颈段强直性脊柱炎等。

7）颈七穴（C_7穴）

［定位］第1颈椎棘突下，督脉旁开0.6寸，左右各一。

［解剖］斜方肌、项韧带、头夹肌、颈夹肌，深层为骶棘肌、半棘肌、多裂肌和回旋肌；椎动脉的横突部与该部椎静脉的丛环；深层为第二颈神经后支外侧支。

［主治］头项痛、项强、眩晕、耳鸣、目痛、鼻塞、癫、狂、痫、热病。

颈椎病（以颈丛神经受累为主）、颈段强直性脊柱炎等。

8）颈八穴（C_8穴）

［定位］枕骨下缘，督脉旁开0.6寸，左右各一。

［解剖］斜方肌、项韧带、头夹肌，深层为骶棘肌、半棘肌、椎枕肌、椎动脉的寰椎部，椎内静脉丛和来自颈深部小静脉；深

层为第一颈神经后支外侧支。

　　[主治] 头晕、目眩、耳鸣、头疼、失眠、多梦、心悸、健忘、精神抑郁、胆怯、烦躁、热病、癫、狂、痫。

　　颈椎病（以椎动脉受累为主）、寰枢关节紊乱综合征等。

　　9）颈一撤穴（C_1'穴）

　　[定位] 第1胸椎棘突上，督脉旁开0.6寸，左右各一。

　　[解剖] 同颈一穴解剖位置。

　　[主治] 同颈一穴主治，用于颈一穴主治疾病的再治疗或巩固治疗。

　　10）颈二撤穴（C_2'穴）

　　[定位] 第7颈椎棘突上，督脉旁开0.6寸，左右各一。

　　[解剖] 同颈二穴解剖位置。

　　[主治] 同颈二穴主治，用于颈二穴主治疾病的再治疗或巩固治疗。

　　11）颈三撤穴（C_3'穴）

　　[定位] 第6颈椎棘突上，督脉旁开0.6寸，左右各一。

　　[解剖] 同颈三穴解剖位置。

　　[主治] 同颈三穴主治，用于颈三穴主治疾病的再治疗或巩固治疗。

　　12）颈四撤穴（C_4'穴）

　　[定位] 第5颈椎棘突上，督脉旁开0.6寸，左右各一。

　　[解剖] 同颈四穴解剖位置。

　　[主治] 同颈四穴主治，用于颈四穴主治疾病的再治疗或巩固治疗。

　　13）颈五撤穴（C_5'穴）

　　[定位] 第4颈椎棘突上，督脉旁开0.6寸，左右各一。

　　[解剖] 同颈五穴解剖位置。

　　[主治] 同颈五穴主治，用于颈五穴主治疾病的再治疗或巩

固治疗。

14）颈六撇穴（C_6'穴）

［定位］第3颈椎棘突上，督脉旁开0.6寸，左右各一。

［解剖］同颈六穴解剖位置。

［主治］同颈六穴主治，用于颈六穴主治疾病的再治疗或巩固治疗。

15）颈七撇穴（C_7'穴）

［定位］第2颈椎棘突上，督脉旁开0.6寸，左右各一。

［解剖］同颈七穴解剖位置。

［主治］同颈七穴主治，用于颈七穴主治疾病的再治疗或巩固治疗。

16）颈八撇穴（C_8'穴）

［定位］第1颈椎后结节上，督脉旁开0.6寸，左右各一。

［解剖］同颈八穴解剖位置。

［主治］同颈八穴主治，用于颈八穴主治疾病的再治疗或巩固治疗。

17）颈一撇撇穴（C_1''穴）

［定位］在颈一穴和颈一撇穴之间，督脉旁开0.6寸，左右各一。

［解剖］同颈一穴解剖位置。

［主治］同颈一穴主治，用于局部阻滞时使用的穴位点，颈一穴主治疾病的再治疗或巩固治疗。

18）颈二撇撇穴（C_2''穴）

［定位］在颈二穴和颈二撇穴之间，督脉旁开0.6寸，左右各一。

［解剖］同颈二穴解剖位置。

［主治］同颈二穴主治，用于局部阻滞时使用的穴位点，颈二穴主治疾病的再治疗或巩固治疗。

19）颈三撇撇穴（C_3''穴）

［定位］在颈三穴和颈三撇穴之间，督脉旁开 0.6 寸，左右各一。

［解剖］同颈三穴解剖位置。

［主治］同颈三穴主治，用于局部阻滞时使用的穴位点，颈三穴主治疾病的再治疗或巩固治疗。

20）颈四撇撇穴（C_4''穴）

［定位］在颈四穴和颈四撇穴之间，督脉旁开 0.6 寸，左右各一。

［解剖］同颈四穴解剖位置。

［主治］同颈四穴主治，用于局部阻滞时使用的穴位点，颈四穴主治疾病的再治疗或巩固治疗。

21）颈五撇撇穴（C_5''穴）

［定位］在颈五穴和颈五撇穴之间，督脉旁开 0.6 寸，左右各一。

［解剖］同颈五穴解剖位置。

［主治］同颈五穴主治，用于局部阻滞时使用的穴位点，颈五穴主治疾病的再治疗或巩固治疗。

22）颈六撇撇穴（C_6''穴）

［定位］在颈六穴和颈六撇穴之间，督脉旁开 0.6 寸，左右各一。

［解剖］同颈六穴解剖位置。

［主治］同颈六穴主治，用于局部阻滞时使用的穴位点，颈六穴主治疾病的再治疗或巩固治疗。

23）颈七撇撇穴（C_7''穴）

［定位］在颈七穴和颈七撇穴之间，督脉旁开 0.6 寸，左右各一。

［解剖］同颈七穴解剖位置。

[主治] 同颈七穴主治，用于局部阻滞时使用的穴位点，颈七穴主治疾病的再治疗或巩固治疗。

24）颈八撇撇穴（C_8''穴）

[定位] 在颈八穴和颈八撇穴之间，督脉旁开 0.6 寸，左右各一。

[解剖] 同颈八穴解剖位置。

[主治] 同颈八穴主治，用于局部阻滞时使用的穴位点，颈八穴主治疾病的再治疗或巩固治疗。

25）胸一穴（T_1穴）

[定位] 第 12 胸椎棘突下，督脉旁开 0.8 寸，左右各一。

[解剖] 腰背筋膜、骶棘肌；肋下动、静脉后支；深层为第十二胸神经后支外侧支。

[主治] 胸肋痛、胃脘痛、呕吐、腹胀、肠鸣。

胸椎退变性疾病（胸椎脊神经受累）、脊源性慢性结肠炎、胸段强直性脊柱炎等。

26）胸二穴（T_2穴）

[定位] 第 11 胸椎棘突下，督脉旁开 0.8 寸，左右各一。

[解剖] 背阔肌、骶棘肌；第十一肋间动、静脉后支；深层为第十一胸神经后支肌支。

[主治] 胸肋痛、腹胀、黄疸、呕吐、泄泻。

胸椎退变性疾病（胸椎脊神经受累）、脊源性慢性结肠炎、脊源性慢性胆囊炎、胸段强直性脊柱炎等。

27）胸三穴（T_3穴）

[定位] 第 10 胸椎棘突下，督脉旁开 0.8 寸，左右各一。

[解剖] 背阔肌、骶棘肌；第十肋间动、静脉后支；深层为第十胸神经后支外侧支。

[主治] 胸肋痛、黄疸、口苦。

胸椎病退变性疾病（胸椎脊神经受累）、脊源性慢性胆囊炎、胸段强直性脊柱炎等。

28）胸四穴（T_4穴）

［定位］第9胸椎棘突下，督脉旁开0.8寸，左右各一。

［解剖］背阔肌、骶棘肌；第九肋间动、静脉后支；深层为第九胸神经后支外侧支。

［主治］脊背痛、胁痛、黄疸、呕血。

胸椎退变性疾病（胸椎脊神经受累）、脊源性慢性胆囊炎、脊源性慢性胃炎、脊源性慢性胰腺炎、胸段强直性脊柱炎等。

29）胸五穴（T_5穴）

［定位］第8胸椎棘突下，督脉旁开0.8寸，左右各一。

［解剖］背阔肌、骶棘肌；第八肋间动、静脉后支；深层为第八胸神经后支外侧支。

［主治］脊背痛、胁痛、黄疸、呕血、胃痛、腹胀、腹泻。

胸椎退变性疾病（胸椎脊神经受累）、脊源性慢性胆囊炎、脊源性慢性胃炎、脊源性慢性胰腺炎、胸椎强直性脊柱炎等。

30）胸六穴（T_6穴）

［定位］第7胸椎棘突下，督脉旁开0.8寸，左右各一。

［解剖］斜方肌下缘、背阔肌、骶棘肌；第七肋间动、静脉后支；深层为第七胸神经后支外侧支。

［主治］胁痛、胸痛、腹胀、腹泻。

胸椎退变性疾病（胸椎脊神经受累）、脊源性结肠炎、胸椎强直性脊柱炎等。

31）胸七穴（T_7穴）

［定位］第6胸椎棘突下，督脉旁开0.8寸，左右各一。

［解剖］斜方肌下缘、背阔肌肌腱、骶棘肌；第六肋间动、静脉后支；深层为第六胸神经后支外侧支。

［主治］胁痛、脊背痛、胃痛、腹胀。

胸椎退变性疾病（胸椎脊神经受累）、脊源性胃病、脊源性肠炎、胸椎强直性脊柱炎等。

32）胸八穴（T_8穴）

［定位］第 5 胸椎棘突下，督脉旁开 0.8 寸，左右各一。

［解剖］斜方肌、菱形肌，深层为骶棘肌；第五肋间动、静脉后支；深层为第五胸神经后支外侧支。

［主治］背痛、心痛、惊悸。

胸椎退变性疾病（胸椎脊神经受累）、脊源性心绞痛、脊源性冠心病、胸椎强直性脊柱炎等。

33）胸九穴（T_9穴）

［定位］第 4 胸椎棘突下，督脉旁开 0.8 寸，左右各一。

［解剖］斜方肌、菱形肌，深层为骶棘肌；第四肋间动、静脉后支；深层为第四胸神经后支外侧支。

［主治］背痛、乳房胀痛、乳房肿块、乳房硬结、心痛、胸闷。

胸椎退变性疾病（胸椎脊神经受累）、脊源性乳腺增生症、脊源性冠心病、胸椎强直性脊柱炎等。

34）胸十穴（T_{10}穴）

［定位］第 3 胸椎棘突下，督脉旁开 0.8 寸，左右各一。

［解剖］斜方肌、菱形肌，深层为骶棘肌；第三肋间动、静脉后支；深层为第三胸神经后支外侧支。

［主治］肩背痛、鼻塞、流涕、头疼、咳嗽、气喘。

胸椎退变性疾病（胸椎脊神经受累）、脊源性鼻炎、脊源性支气管炎、胸椎强直性脊柱炎等。

35）胸十一穴（T_{11}穴）

［定位］第 2 胸椎棘突下，督脉旁开 0.8 寸，左右各一。

［解剖］斜方肌、菱形肌、上后锯肌，深层为骶棘肌；第二肋间动、静脉后支；深层为第三胸神经后支外侧支。

［主治］胸背痛、咳嗽、发热、喘憋、头痛。

胸椎退变性疾病（胸椎脊神经受累）、脊源性支气管炎、脊源性哮喘、胸段强直性脊柱炎等。

36）胸十二穴（T_{12}穴）

［定位］第1胸椎棘突下，督脉旁开0.8寸，左右各一。

［解剖］斜方肌、菱形肌、上后锯肌，深层为骶棘肌；第一肋间动、静脉后支；深层为第一胸神经后支外侧支。

［主治］肩背痛、臂痛、指麻、咳嗽、吐痰、气短、鼻塞、发热。

颈椎病（臂丛神经受累）、胸椎退变性疾病（胸椎脊神经受累）、脊源性支气管炎、脊源性鼻炎、胸段强直性脊柱炎等。

37）胸一撇穴（T_1'穴）

［定位］第1腰椎棘突上，督脉旁开0.8寸，左右各一。

［解剖］同胸一穴解剖位置。

［主治］同胸一穴主治，用于胸一穴主治疾病的再治疗或巩固治疗。

38）胸二撇穴（T_2'穴）

［定位］第12胸椎棘突上，督脉旁开0.8寸，左右各一。

［解剖］同胸二穴解剖位置。

［主治］同胸二穴主治，用于胸二穴主治疾病的再治疗或巩固治疗。

39）胸三撇穴（T_3'穴）

［定位］第11胸椎棘突上，督脉旁开0.8寸，左右各一。

［解剖］同胸三穴解剖位置。

［主治］同胸三穴主治，用于胸三穴主治疾病的再治疗或巩固治疗。

40）胸四撇穴（T_4'穴）

［定位］第10胸椎棘突上，督脉旁开0.8寸，左右各一。

［解剖］同胸四穴解剖位置。

［主治］同胸四穴主治，用于胸四穴主治疾病的再治疗或巩固治疗。

41）胸五撇穴（T_5'穴）

[定位] 第 9 胸椎棘突上，督脉旁开 0.8 寸，左右各一。

[解剖] 同胸五穴解剖位置。

[主治] 同胸五穴主治，用于胸五穴主治疾病的再治疗或巩固治疗。

42）胸六撇穴（T_6'穴）

[定位] 第 8 胸椎棘突上，督脉旁开 0.8 寸，左右各一。

[解剖] 同胸六穴解剖位置。

[主治] 同胸六穴主治，用于胸六穴主治疾病的再治疗或巩固治疗。

43）胸七撇穴（T_7'穴）

[定位] 第 7 胸椎棘突上，督脉旁开 0.8 寸，左右各一。

[解剖] 同胸七穴解剖位置。

[主治] 同胸七穴主治，用于胸七穴主治疾病的再治疗或巩固治疗。

44）胸八撇穴（T_8'穴）

[定位] 第 6 胸椎棘突上，督脉旁开 0.8 寸，左右各一。

[解剖] 同胸八穴解剖位置。

[主治] 同胸八穴主治，用于胸八穴主治疾病的再治疗或巩固治疗。

45）胸九撇穴（T_9'穴）

[定位] 第 5 胸椎棘突上，督脉旁开 0.8 寸，左右各一。

[解剖] 同胸九穴解剖位置。

[主治] 同胸九穴主治，用于胸九穴主治疾病的再治疗或巩固治疗。

46）胸十撇穴（T_{10}'穴）

[定位] 第 4 胸椎棘突上缘，督脉旁开 0.8 寸，左右各一。

[解剖] 同胸十穴解剖位置。

［主治］同胸十穴主治，用于胸十穴主治疾病的再治疗或巩固治疗。

47）胸十一撒穴（T_{11}'穴）

［定位］第 3 胸椎棘突上，督脉旁开 0.8 寸，左右各一。

［解剖］同胸十一穴解剖位置。

［主治］同胸十一穴主治，用于胸十一穴主治疾病的再治疗或巩固治疗。

48）胸十二撒穴（T_{12}'穴）

［定位］第 2 胸椎棘突上，督脉旁开 0.8 寸，左右各一。

［解剖］同胸十二穴解剖位置。

［主治］同胸十二穴主治，用于胸十二穴主治疾病的再治疗或巩固治疗。

49）胸一撒撒穴（T_1''穴）

［定位］在胸一穴和胸一撒穴之间，督脉旁开 0.8 寸，左右各一。

［解剖］同胸一穴解剖位置。

［主治］同胸一穴主治，用于局部阻滞时使用的穴位点，胸一穴主治疾病的再治疗或巩固治疗。

50）胸二撒撒穴（T_2''穴）

［定位］在胸二穴和胸二撒穴之间，督脉旁开 0.8 寸，左右各一。

［解剖］同胸二穴解剖位置。

［主治］同胸二穴主治，用于局部阻滞时使用的穴位点，胸二穴主治疾病的再治疗或巩固治疗。

51）胸三撒撒穴（T_3''穴）

［定位］在胸三穴和胸三撒穴之间，督脉旁开 0.8 寸，左右各一。

［解剖］同胸三穴解剖位置。

［主治］同胸三穴主治，用于局部阻滞时使用的穴位点，胸三穴主治疾病的再治疗或巩固治疗。

52）胸四撤撤穴（T_4''穴）

［定位］在胸四穴和胸四撤穴之间，督脉旁开 0.8 寸，左右各一。

［解剖］同胸四穴解剖位置。

［主治］同胸四穴主治，用于局部阻滞时使用的穴位点，胸四穴主治疾病的再治疗或巩固治疗。

53）胸五撤撤穴（T_5''穴）

［定位］在胸五穴和胸五撤穴之间，督脉旁开 0.8 寸，左右各一。

［解剖］同胸五穴解剖位置。

［主治］同胸五穴主治，用于局部阻滞时使用的穴位点，胸五穴主治疾病的再治疗或巩固治疗。

54）胸六撤撤穴（T_6''穴）

［定位］在胸六穴和胸六撤穴之间，督脉旁开 0.8 寸，左右各一。

［解剖］同胸六穴解剖位置。

［主治］同胸六穴主治，用于局部阻滞时使用的穴位点，胸六穴主治疾病的再治疗或巩固治疗。

55）胸七撤撤穴（T_7''穴）

［定位］在胸七穴和胸七撤穴之间，督脉旁开 0.8 寸，左右各一。

［解剖］同胸七穴解剖位置。

［主治］同胸七穴主治，用于局部阻滞时使用的穴位点，胸七穴主治疾病的再治疗或巩固治疗。

56）胸八撤撤穴（T_8''穴）

［定位］在胸八穴和胸八撤穴之间，督脉旁开 0.8 寸，左右

各一。

[解剖] 同胸八穴解剖位置。

[主治] 同胸八穴主治，用于局部阻滞时使用的穴位点，胸八穴主治疾病的再治疗或巩固治疗。

57）胸九撇撇穴（T_9''穴）

[定位] 在胸九穴和胸九撇穴之间，督脉旁开 0.8 寸，左右各一。

[解剖] 同胸九穴解剖位置。

[主治] 同胸九穴主治，用于局部阻滞时使用的穴位点，胸九穴主治疾病的再治疗或巩固治疗。

58）胸十撇撇穴（T_{10}''穴）

[定位] 在胸十穴和胸十撇穴之间，督脉旁开 0.8 寸，左右各一。

[解剖] 同胸十穴解剖位置。

[主治] 同胸十穴主治，用于局部阻滞时使用的穴位点，胸十穴主治疾病的再治疗或巩固治疗。

59）胸十一撇撇穴（T_{11}''穴）

[定位] 在胸十一穴和胸十一撇穴之间，督脉旁开 0.8 寸，左右各一。

[解剖] 同胸十一穴解剖位置。

[主治] 同胸十一穴主治，用于局部阻滞时使用的穴位点，胸十一穴主治疾病的再治疗或巩固治疗。

60）胸十二撇撇穴（T_{12}''穴）

[定位] 在胸十二穴和胸十二撇穴之间，督脉旁开 0.8 寸，左右各一。

[解剖] 同胸十二穴解剖位置。

[主治] 同胸十二穴主治，用于局部阻滞时使用的穴位点，胸十二穴主治疾病的再治疗或巩固治疗。

61）腰一穴（L_1穴）

[定位] 第 5 腰椎棘突下，督脉旁开 1 寸，左右各一。

[解剖] 骶棘肌；腰最下动、静脉后支的内侧支；第五腰神经后支。

[主治] 下肢小腿外侧冷、麻、凉、胀、痛、痹、痿；腰痛、腿痛、放射痛。

腰椎间盘突出症、腰椎退变性疾病、腰椎管狭窄症、强直性脊柱炎等（骶髂腰段）。

62）腰二穴（L_2穴）

[定位] 第 4 腰椎棘突下，督脉旁开 1 寸，左右各一。

[解剖] 腰背筋膜、骶棘肌；第四腰动、静脉后支；第四腰神经后支。

[主治] 下肢痛、下肢痿痹，腰痛。

腰椎间盘突出症、腰椎退变性疾病、腰椎管狭窄症、强直性脊柱炎等（骶髂腰段）。

63）腰三穴（L_3穴）

[定位] 第 3 腰椎棘突下，督脉旁开 1 寸，左右各一。

[解剖] 腰背筋膜、骶棘肌；第三腰动、静脉后支；第三腰神经后支的外侧支，深层为腰丛。

[主治] 腰痛、下肢痛、下肢痿痹。

腰椎间盘突出症、腰椎退变性疾病、腰椎管狭窄症、腰段强直性脊柱炎等。

64）腰四穴（L_4穴）

[定位] 第 2 腰椎棘突下，督脉旁开 1 寸，左右各一。

[解剖] 腰背筋膜、骶棘肌；第二腰动、静脉后支；第二腰神经后支的外侧支，深层为腰丛。

[主治] 腰痛、腰酸、腰部不适。

腰椎间盘突出症、腰椎退变性疾病、腰椎管狭窄症、腰段强直性脊柱炎等。

65）腰五穴（L_5穴）

［定位］第1腰椎棘突下，督脉旁开1寸，左右各一。

［解剖］腰背筋膜、骶棘肌；第一腰动、静脉后支；深层为第一腰神经后支外侧支。

［主治］腰背强痛、腹胀、泄泻、便秘、水肿。

腰椎间盘突出症、腰椎退变性疾病、腰椎管狭窄症、腰段强直性脊柱炎、神经性腹泻、神经性便秘。

66）腰一撇穴（L_1'穴）

［定位］第1骶椎棘突上，督脉旁开1寸，左右各一。

［解剖］同腰一穴解剖位置。

［主治］同腰一穴主治，用于腰一穴主治疾病的再治疗或巩固治疗。

67）腰二撇穴（L_2'穴）

［定位］第5腰椎棘突上，督脉旁开1寸，左右各一。

［解剖］同腰二穴解剖位置。

［主治］同腰二穴主治，用于腰二穴主治疾病的再治疗或巩固治疗。

68）腰三撇穴（L_3'穴）

［定位］第4腰椎棘突上，督脉旁开1寸，左右各一。

［解剖］同腰三穴解剖位置。

［主治］同腰三穴主治，用于腰三穴主治疾病的再治疗或巩固治疗。

69）腰四撇穴（L_4'穴）

［定位］第3腰椎棘突上，督脉旁开1寸，左右各一。

［解剖］同腰四穴解剖位置。

［主治］同腰四穴主治，用于腰三穴主治疾病的再治疗或巩固治疗。

70）腰五撇穴（$L_5{}'$穴）

［定位］第 2 腰椎棘突上，督脉旁开 1 寸，左右各一。

［解剖］同腰五穴解剖位置。

［主治］同腰五穴主治，用于腰五穴主治疾病的再治疗或巩固治疗。

71）腰一撇撇穴（$L_1{}''$穴）

［定位］在腰一穴和腰一撇穴之间，督脉旁开 1 寸，左右各一。

［解剖］同腰一穴解剖位置。

［主治］同腰一穴主治，用于局部阻滞时使用的穴位点，腰一穴主治疾病的再治疗或巩固治疗。

72）腰二撇撇穴（$L_2{}''$穴）

［定位］在腰二穴和腰二撇穴之间，督脉旁开 1 寸，左右各一。

［解剖］同腰二穴解剖位置。

［主治］同腰二穴主治，用于局部阻滞时使用的穴位点，腰二穴主治疾病的再治疗或巩固治疗。

73）腰三撇撇穴（$L_3{}''$穴）

［定位］在腰三穴和腰三撇穴之间，督脉旁开 1 寸，左右各一。

［解剖］同腰三穴解剖位置。

［主治］同腰三穴主治，用于局部阻滞时使用的穴位点，腰三穴主治疾病的再治疗或巩固治疗。

74）腰四撇撇穴（$L_4{}''$穴）

［定位］在腰四穴和腰四撇穴之间，督脉旁开 1 寸，左右各一。

［解剖］同腰四穴解剖位置。

［主治］同腰四穴主治，用于局部阻滞时使用的穴位点，腰

四穴主治疾病的再治疗或巩固治疗。

75）腰五撇撇穴（L_5''穴）

［定位］在腰五穴和腰五撇穴之间，督脉旁开 1 寸，左右各一。

［解剖］同腰五穴解剖位置。

［主治］同腰五穴主治，用于局部阻滞时使用的穴位点，腰五穴主治疾病的再治疗或巩固治疗。

76）骶一穴（S_1穴）

［定位］第 4 骶椎棘突下，督脉旁开 1 寸，左右各一。

［解剖］臀大肌、骶结节韧带下内缘；有臀下动、静脉，深层为阴部内动、静脉；臀下皮神经深层为阴部神经。

［主治］腰骶疼痛、白带、腹痛、泄泻、遗尿、痔疾、遗精。

遗尿、妇科慢性炎症、精神性遗精、内外混合痔等。

77）骶二穴（S_2穴）

［定位］第 3 骶椎棘突下，督脉旁开 1 寸，左右各一。

［解剖］臀大肌，深层为骶结节韧带起始部；在臀下动、静脉的分支处；布有臀下皮神经。

［主治］腰骶疼痛、痛经、泄泻、遗尿。

遗尿、经前期综合征、前列腺炎等。

78）骶三穴（S_3穴）

［定位］第 2 骶椎棘突下，督脉旁开 1 寸，左右各一。

［解剖］骶棘肌起部、臀大肌起始部；骶外侧动、静脉后支；布有臀中皮神经分支。

［主治］腰骶疼痛、小便不利、遗尿、泄泻。

遗尿、慢性结肠炎、骶尾韧带炎等。

79）骶四穴（S_4穴）

［定位］第 1 骶椎棘突下，督脉旁开 1 寸，左右各一。

［解剖］骶棘肌起始部、臀大肌起始部；骶外侧动、静脉后

支；臀中皮神经分支。

[主治] 腰骶疼痛、遗尿、遗精、月经不调、白带。

腰椎间盘突出症、遗尿、骶髂融合（强直性脊柱炎）、骶髂退变性疾病。

80）骶一撇撇穴（S_1''穴）

[定位] 第 4 骶椎脊突，督脉旁开 1 寸，左右各一。

[解剖] 同骶一穴解剖位置。

[主治] 同骶一穴主治，用于局部阻滞时使用的穴位点，骶一穴主治疾病的再治疗或巩固治疗。

81）骶四撇撇穴（S_2''穴）

[定位] 第 3 骶椎脊突，督脉旁开 1 寸，左右各一。

[解剖] 同骶二穴解剖位置。

[主治] 同骶二穴主治，用于局部阻滞时使用的穴位点，骶二穴主治疾病的再治疗或巩固治疗。

82）骶三撇撇穴（S_3''穴）

[定位] 第 2 骶椎脊突，督脉旁开 1 寸，左右各一。

[解剖] 同骶三穴解剖位置。

[主治] 同骶三穴主治，用于局部阻滞时使用的穴位点，骶三穴主治疾病的再治疗或巩固治疗。

83）骶四撇撇穴（S_4''穴）

[定位] 第 1 骶椎脊突，督脉旁开 1 寸，左右各一。

[解剖] 同骶四穴解剖位置。

[主治] 同骶四穴主治，用于局部阻滞时使用的穴位点，骶四穴主治疾病的再治疗或巩固治疗。

14. 新夹脊穴形成的顺延连线与华佗夹脊穴形成的顺延连线及相邻经络的关系？

新夹脊 83 穴分布于脊柱的两侧，在华佗夹脊穴和膀胱经的背部腧穴之间，在督脉的两侧。督脉、华佗夹脊穴、膀胱经背部腧穴与新夹脊穴是相邻关系，督脉、足太阳膀胱经、华佗夹脊穴和新夹脊83穴四者之间，具有相互协调、互为因果的关系，从不同的角度、不同的经络、不同的部位调节脊柱的功能、十二正经的功能和五脏六腑的功能。

四者的位置关系如下图（图1-34）。

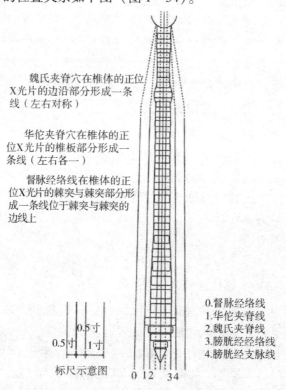

魏氏夹脊穴在椎体的正位
X光片的边沿部分形成一条
线（左右对称）

华佗夹脊穴在椎体的正
位X光片的椎板部分形成一
条线（左右各一）

督脉经络线在椎体的正
位X光片的棘突与棘突部分形
成一条线位于棘突与棘突的
边线上

0.督脉经络线
1.华佗夹脊线
2.魏氏夹脊线
3.膀胱经经络线
4.膀胱经支脉线

0.5寸
0.5寸 1寸
标尺示意图

0 12 34

图1-34 新夹脊穴位置关系图

督脉连线、华佗夹脊穴连线、新夹脊穴连线、膀胱经脉背部内外线之间的联系和区别

（1）位置的区别与联系

督脉和膀胱经脉是两条大的经脉，督脉贯穿脊柱上下，居于

脊柱的中央，为阳脉之首，属奇经八脉之一。膀胱经脉属十二正经中穴位最多的经脉，也是背部腧穴最多的经脉；同时又是十二正经"俞穴"所在经脉，其两条支脉都贯穿于脊柱的两侧，就像督脉的两条护卫线，保护督脉，保护脊柱。华佗夹脊穴和新夹脊穴都属于经外奇穴，不在十二正经和奇经八脉之列，依然分布于脊柱的两侧，新夹脊穴的纵行连线，从上而下"顶天立地"，与脊柱并行，是督脉脊柱自始至终的"随从"，华佗夹脊穴的纵行连线，紧贴脊柱，就像脊柱的两个"背翼"，装饰保护脊柱。脊柱左右各两条膀胱经脉线、一条新夹脊脊线、一条华佗夹脊线，左右共八条线，中间是督脉线，八条线中央是脊柱。

（2）经脉腧穴的区别与联系

手太阳经腧穴后溪通于督脉；督脉之别，名曰长强，挟脊上项，散头上，下行肩胛左右，别走太阳，入贯膂。实，则脊强；虚，则头重，高摇之。挟脊之有过者，取之所别也。别络进入脊旁的肌肉组织，督之络脉上行路线，即是新夹脊穴的连线，新夹脊穴全部腧穴都在这条督脉上行的络脉路线上。四者之间的腧穴是逐层向外扩展，形成层层腧穴、层层哨兵、层层保护的网络体系。

（3）所治疾病的区别与联系

四者腧穴所治疾病都属于同系统疾病，但每个腧穴都有各自所治特长，腧穴和腧穴之间互相联系，互为因果，在治疗方面也同样是互相为用，互相补充。如腰一穴治疗小腿痛，同时又治疗腰痛和遗尿；与之相邻的关元俞主治遗尿和腰痛，又治腿痛等等。

15. 新夹脊穴如何定位（坐标定位法）？

新夹脊穴的定位要根据影像学检查结果，采用坐标定位法进行定位。

坐标定位取穴法是一种利用影像学检查的结果，建立一个平面直角坐标系，对脊柱椎旁腧穴定位的一种定位法，能准确反映脊椎的椎体、棘突、关节突、椎板、横突和所定椎旁腧穴位置的现代定位法，达到预想的治疗效果。

不同于传统的中医针灸腧穴定位取穴法包括骨度分寸定位法、自然标志取穴法、手指同身寸取穴法和简便取穴法。

坐标定位取穴法：利用脊柱的 X 线正位像（1∶1）为标准，结合其固有的骨性标志，在本脊椎体上缘线（以椎体上缘两端点引出的直线）、下缘线（以椎体下缘两端点引出的直线）和棘突下缘点形成的 X 线影像平面上，以棘突下缘为基准点（O 点），引一条平行于椎体下缘的平行线，建立平面直角坐标系，所引之线为坐标系的 X 轴（图 1 - 35），箭头方向为正值，相反为负值，正值方向代表本脊椎的左侧（L），负值方向代表本脊椎的右侧（R）。在此平面上以基准点（O 点）为中心，引一条垂直于 X 轴的垂直线为此坐标系的 Y 轴，方向向上，Y 轴的正向（正值）为脊椎的上向，反向（负值）为脊椎的下向，由此推出坐标定位取穴法公式：

$$X = \frac{a + b}{2}$$

X 值代表坐标系平移值

a 值代表棘突至脊椎右侧下关节突外缘值

b 值代表棘突至脊椎左侧下关节突外缘值

（1）坐标定位取穴法取正常脊椎旁腧穴

正常脊椎是没有旋转，没有侧摆，X 值为"0"，脊椎旁定位，按照坐标定位取穴法能够准确测量棘突和所定穴位及脊椎左缘、右缘的准确数值。

测量方法：通过脊柱的 X 线正位像（1∶1）来测定棘突到脊椎左右下关节突外缘和所定穴位的数值关系，选定准确的穴位位置（图 1 - 36）。

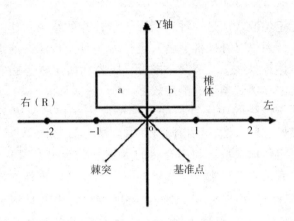

图 1-35　坐标定位取穴法示意图

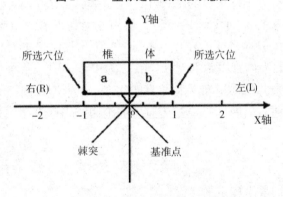

图 1-36　正常脊椎坐标定位取穴图

（2）坐标定位取穴法取水平旋转脊椎旁腧穴

由于人们长久劳损和自然退变的原因，脊柱中脊椎两侧肌肉的拉力产生了不平衡现象，因而导致脊椎向左或向右水平旋转，在病态情况下给我们的选穴定位带来了一定困难，利用坐标定位取穴法便可解决穴位定位问题。

首先谈一谈旋转度：脊椎自身旋转的程度，用数字来表示，称为水平旋转度。此旋转度大小的测量方法为脊椎水平旋转度测量法。

脊椎水平旋转度测量法

1）Nash C L 1969 测量法（旋转）

脊柱以凸侧椎弓根为标准将脊椎旋转程度分4级（图1－37）。

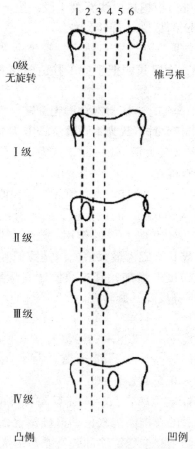

图1－37 以椎弓根为标准测定脊椎旋转程度

在正位像上，将脊椎纵分为六等份，自凸侧至凹侧分为1～6段。

0级：椎弓根呈卵圆形，两侧对称，并位于外侧段，无旋转。

Ⅰ级：凸侧椎弓根两侧缘稍变平，轻度内移，但仍在外侧段。凸侧椎弓根向外移位，外缘影像渐消失。

Ⅱ级：凸侧椎弓根影像移至第2段，凹侧椎弓根基本消失。

Ⅲ级：凸侧椎弓根影像移至脊椎中线或在第3段。

Ⅳ级：凸侧椎弓根越过中线至第4段，位于脊椎的凹侧。

2）魏氏2009测量法（旋转）

通过坐标定位取穴法公式自然会发现坐标平移值能反映水平旋转的程度大小，所以我们把坐标平移值的绝对值数 $|X|$ 定为旋转度的大小值。

旋转度 $|X|$ ＝0时，认为本脊椎无旋转

旋转度 $|X|$ ＝1时，认为本脊椎旋转度为1

旋转度 $|X|$ ＝最大值（n）时，认为本椎体旋转为最大值

完全旋转的脊椎在X线正位表现出棘突在脊椎的一侧，可在"O"点的左侧或右侧，此时a或b值成为最大值，按照以上坐标定位取穴法公式 X＝a或b的最大值，由于脊椎之间关节突的咬合和椎间盘关节"相互应力"的作用，限定了椎体旋转的尺度，在某些情况下a或b值成为最大值，但是我们测量的是垂直投照的数值，随其旋转度的增加，其投照值比实际数值成比例缩小，但其 $|X|$ 仍能准确反映其旋转度。

所以，无旋转：　　$|X|$ ＝0

部分旋转：$|X|$ ＝0.1～最大值（在4～8cm之间）

最大旋转：$|X|$ ＝最大值（在4～8cm之间）

如下例旋转为0.5（图1－38）。

通过脊椎坐标定位取穴法，一能反映脊椎的旋转度的大小；二能测量出旋转后的脊椎周围穴位的准确位置；三能通过观察旋转度的大小，推测本脊椎稳定性和弹性系数的大小，弹性系数与旋转度成反比现象。

水平旋转脊椎的椎旁腧穴定位

脊椎水平旋转是指以人体脊椎垂直轴为中心，发生（左右）旋转。原因是由于本脊椎在外力（包括肌肉）的作用下左右两侧

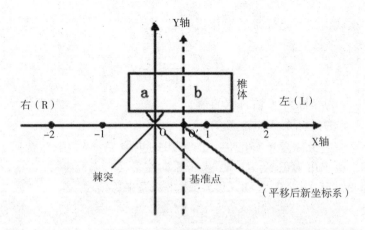

图 1-38　水平旋转脊椎坐标定位取穴图

的拉力出现了长期失衡，或间断性失衡现象，使棘突向左或向右旋转，迫使脊椎相应旋转，而造成棘突向左或右偏移。本脊椎的下关节突和上关节突发生相应的变化，使本脊椎的上关节突关节和下关节突关节自身的平衡被破坏，关节出现的自身紊乱，影响到整个脊柱的平衡，此关节弹性系数减小，防御功能降低，抗外力功能减弱，成为易损椎，而易产生疾病。

在整个脊柱脊椎（24 椎）中，颈椎的 C_4、C_5、C_6、C_7 和腰椎的 L_3、L_4、L_5，活动度最大，受力最大，其椎间盘退变较早，是脊椎旋转的易损椎；其次，颈椎的 C_4、C_5、C_6、C_7 和腰椎的 L_3、L_4、L_5，是颈生理曲度和腰生理曲度的形成椎，所以颈椎的 C_4、C_5、C_6、C_7 和腰椎的 L_3、L_4、L_5 是弹性系数最强的脊椎，发生病变的机会最多，发生旋转的机会最多。

旋转后的脊椎，在选穴时如何定位：根据坐标定位取穴法的公式，要进行坐标平移，据平移的数值，来决定穴位的位置。

被定位脊椎的棘突下缘为基准点（O 点），在同一平面内，沿基准点画平行于本脊椎的基准线为 X 轴，方向向左（图 1-38），在基准点（O 点）上引一条垂直于 X 轴的垂线为 Y 轴，方向向上，如被定位脊椎出现旋转（左右），按上述坐标定位取穴法，那么就出现了坐标系的平移值。

（坐标平移值）

$$X = \frac{a+b}{2}（坐标平移值）$$

注：a 为坐标系 X 轴右侧的值。

b 为坐标系 X 轴左侧的值。

X 为坐标系平移的值。所求出的负值" － "，坐标系向右平移；所求出为正值" ＋ "，坐标系向左平移。

例如：设 a ＝ － 0.5　b ＝ 1.5　求坐标系平移值

$$X = \frac{a+b}{2}$$

$$X = \frac{（－0.5）＋1.5}{2}$$

$$X = 0.5$$

所求坐标平移值为 0.5，因是" ＋ "正值，所以坐标系向左侧平移 0.5。

（3）取侧摆脊椎的椎旁腧穴

由于脊柱部分脊椎旋转的原因，脊椎两侧肌肉的拉力产生了不平衡现象，因而导致脊椎向左或向右水平旋转。由于它们之间相互的连接就会产生脊椎的侧摆，侧摆和水平旋转基本是同步出现的，就像地球的自转和公转一样，但又因椎体之间连接的相互作用，其旋转和侧摆又受到一定的限制，侧摆后的椎体给我们的选穴定位带来了一定困难，利用坐标定位取穴法便可解决此情况下的穴位定位问题。

脊椎的侧摆方式

①脊椎左下缘为侧摆轴点（以正面观为基准）

由于脊椎的自体旋转，影响到上下脊椎的相邻关系，脊椎本身要发生侧摆现象，侧摆的过程是以脊椎的左下缘为侧摆轴点，脊椎以侧摆轴点为中心，上下摆动。

②脊椎右下缘为侧摆轴点（以正面观为基准）

　　侧摆的过程是以脊椎的右下缘为侧摆轴点，脊椎以侧摆轴点为中心，上下摆动。

　　③棘突为侧摆轴点（以正面观为基准）

　　侧摆的过程是以脊椎的棘突下缘为侧摆轴点，脊椎以侧摆轴点为中心，上下摆动。

　　④以上三种情况之外的全脊椎侧摆

　　侧摆的过程是没有固定的侧摆轴点，上下摆动，左右移位，也是较常见的一种侧摆方式。

侧摆度测量法

　　侧摆度是反映侧摆的程度，用弧度来表示，弧度值为侧摆度值。

　　侧摆后的脊椎按坐标定位取穴法形成的 X 线与本脊椎的棘突下引一水平射线形成的夹角为其侧摆度，可用求弧度值的方法求得，逆时针方向向上侧摆，顺时针方向为向下侧摆，分别用"＋""－"表示。如 $\beta = 15°$ 或 $\beta = -25°$，分别表示脊椎向上旋转 $15°$ 或向下旋转 $25°$。

　　由此可知：坐标定位取穴法的旋转值代表本脊椎的旋转度；X 轴与 X′轴（水平轴）形成的夹角的弧度数，为脊椎的侧摆度。旋转度和侧摆度能反映出脊椎的移位和旋转情况。

　　旋转度的绝对值，加上侧摆的绝对值能反映出脊椎的稳定性，所以有如下公式：

　　$\alpha = |X| + |\beta|$

　　α 代表脊椎的稳定性

　　X 代表平移值

　　β 代表侧摆度

　　α 值越大，稳定性越差；

　　α 值越小，稳定性越强；

　　α 为"0"值，稳定性最好。

侧摆脊椎椎旁腧穴定位

　　旋转本身就会影响上下相邻脊椎，使其也发生不同程度的旋转，由于关节之间的咬合在旋转过程中脊椎一侧就要向上或向下移动，此现象称为脊椎的侧摆现象，是脊椎旋转的继发现象。

由于生理结构的特点，发生侧摆的脊椎仍以颈椎的 C_4、C_5、C_6、C_7 和腰椎的 L_3、L_4、L_5 最多，胸椎由于胸廓的固定、骶尾椎由于骨盆的固定，发生侧摆现象的可能性较小，由于病邪的侵入、部分遗传疾病、自身免疫性疾病、严重的先天不足等原因，胸椎和骶尾椎也会有侧摆现象发生，在脊柱的侧摆现象里胸椎和骶尾椎的侧摆视为较重，颈椎腰椎的侧摆现象视为较轻。

对此侧摆现象后的脊椎，如何定位仍以坐标定位取穴法为基准。

以侧摆后的脊椎的棘突为基准点，定为"O"点，仍然以在同一个平面内，沿基准点画平行于本脊椎的基准线为 X 轴，方向向左，在基准点上引一条垂直于 X 轴的垂线为 Y 轴，方向向上，如被定位脊椎出现侧摆现象，按上述坐标定位取穴法，可直接定位（图 1-39）。

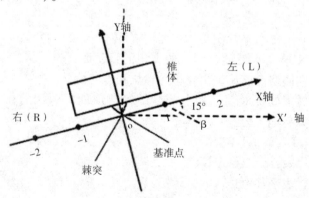

图 1-39 侧摆脊椎的坐标定位取穴图

在坐标系平面内，以"O"点为起点，引一个水平方向向左的射线为 X′轴线，X′轴线与 X 轴线交于"O"点，所形成的夹角 β 的弧度数，为侧摆的度数，逆时针方向为正弧度数（β），顺时针方向为负弧度数（-β）。

如果脊椎发生旋转后侧摆，就出现了坐标系的旋转后平移值。

$$X = \frac{a+b}{2}$$

按坐标定位取穴法对发生旋转侧摆现象的脊椎穴位定位如下：

例如：设 a = -0.3　b = 1.7　求坐标系平移值

$$X = \frac{a+b}{2}$$

$$X = \frac{(-0.3)+1.7}{2}$$

$$X = 0.7$$

所求坐标平移值为 0.7，因是" + "值数，所以坐标系向左平移 0.7。

其实与水平旋转的定位法基本等同，只是在侧摆框架内的旋转值。

(4) 取脊柱侧弯脊椎旁腧穴

脊椎水平旋转是指以人体脊椎垂直轴为中心，发生（左右）旋转。原因是由于周围软组织的拉力平衡失调所致，由于相邻脊椎的关系旋转的过程，必然发生侧摆现象，由于生理特点所决定旋转至使发生侧摆，连续侧摆就形成脊柱侧弯（正面观）。

脊柱侧弯程度的测量法

1) Cobb 法适用于测量侧弯角大于 50°者。在正位像上找出弯曲上下端脊椎。原发侧弯的上下端脊椎确定方法，即原发性侧弯变为继发性侧弯的部位，X 线像显示椎间隙左右相等或仍有宽窄不同，但与前相反，与此间隙连接的脊椎（上端或下端），即为原发性侧弯的上端或下端。沿上端脊椎上缘终板及下端脊椎下缘终板平行线为终板线。再向相对方向作两终板垂线，测量垂线交角。如果脊柱有双向侧弯，需以同样方法测量每一弯曲的角度。

正常接近 0°。此角的大小反映脊柱侧弯的程度，可分四度：轻度：小于 40°；中度：40°~59°；重度：60°~79°；极度：大于80°（图 1 - 40）。

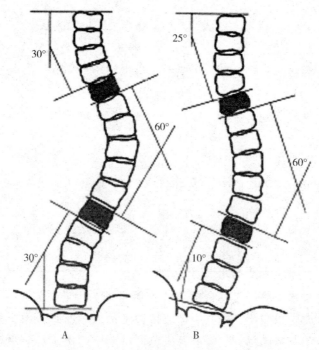

图 1 - 40 脊椎侧弯角度测量 Cobb 法
A. 正位　B. 骨盆倾斜（或侧弯）位

2）Ferguson 法：适用于测量侧弯角小于 50°者，以弯曲最突之脊椎棘突为顶点，与弯曲上、下两端最末的脊椎棘突连线相交成角，测其补角。此角的大小反映侧弯的程度（图 1 - 41）。

在特发性脊柱侧弯，可借助 X 线来确定脊柱的主弯曲和代偿性弯曲，投照正位片，骨盆向左及向右倾斜 10cm，或使脊柱向左、向右弯腰各摄一片，测定倾斜试验的结果，主弯曲在倾斜骨盆（或弯腰）时无明显改变，其椎间盘凸侧宽、凹侧窄。有改变的曲度是代偿性弯曲，椎间隙宽窄大致相等。

　　代偿完全的侧弯，原发侧弯的角度，等于上下继发侧弯角度的总和。若原发侧弯角度大于继发侧弯角度的总和，说明原发侧弯代偿不全（图 1-41）。

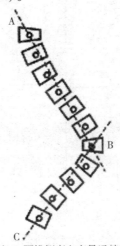

A.右上突最远棘突　B.腰椎侧弯左突最远棘突　C.右下突最远棘突

图 1-41　脊椎侧弯测量 Ferguson 法

　　3）魏氏 2009 测量法（脊柱侧弯）

　　在同一个平面内的正位 X 像，以两侧肩峰和两侧股骨大转子为四个定点，左侧肩峰与右侧股骨大转子引一条连线，右侧肩峰与左侧大转子引一条连线，两线交叉点为"O"点，为基准点。正常情况交叉点位于棘突的连线上，一般交叉在 L_2 和 L_3 椎连线之间。以基准点为中心引一个垂线为 R 线，R 线为基准线，正常情况下此基准线，即是整个脊椎棘突的连线，如果棘突的连线和基准线为重叠或平行线，则视为脊柱没有侧弯度，为正常的脊柱像（图 1-42）。如果脊椎棘突的连线是弧形，或 S 形（图 1-32，S 线）或其他形时，视为脊柱侧弯，其连线形成的弧形在基准线的左侧，视为左侧侧弯，在右侧视为右侧侧弯。

　　侧弯度的大小，以每个脊椎棘突距基准线的水平数据为准，

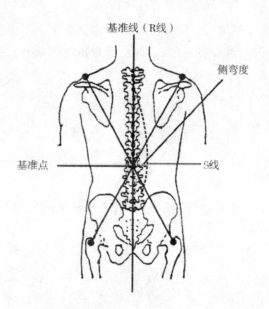

基准线（R线）

侧弯度

基准点

S线

图 1-42　魏氏 2009 脊椎侧弯测量图

1mm 为 1°，10mm 为 10°，左侧侧弯 10mm 为左 10°，如 L_3 椎左侧弯 10mm，可用"左 $L_3$10°"来表示。如 T_7 椎向右侧弯 12mm，可用"右 $T_7$12°"来表示。

此脊柱侧弯度测量法能够整体反映出脊柱的侧弯程度，通过连线一目了然，又能具体反映出每一个脊椎的侧弯程度，既宏观又具体。

侧弯脊柱脊椎椎旁腧穴定位

水平旋转和侧摆连续后形成脊柱的侧弯，定位取穴同旋转加侧摆（图 1-43）。

16. 钩活术选穴和穴位组合的科学性？

钩活术的选穴都位于脊柱和四肢关节好发椎多发病的部位，从生理方面考虑这些部位受力大，活动度大，与周围的脊髓、神

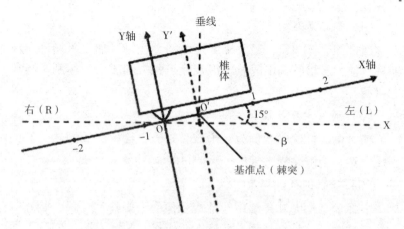

图1-43 旋转加侧摆脊椎坐标取穴图

经、血管相邻近；从病理方面考虑这些部位易于劳损和退变，选择这些部位为治疗点既能通又能补，解除周围的异常应力改善局部环境，延缓其退行性变。

17. 钩活术的治病原理？

（1）减压原理

钩活术通过钩鍉针的弯弧自内向外钩治，钩治的过程解除了局部的压力，达到了减压的目的。异常应力得到了释放。

（2）减张原理

钩活术通过钩鍉针的钩刃自内向外割治，割治的过程使局部痉挛挛缩的肌肉肌腱等软组织割断，解除了局部的张力，达到了减张的目的。异常应力得到了释放。

（3）松解原理

钩活术通过钩鍉针的钩刃和钩弧自内向外钩割，钩割的过程是钩治和割治同时进行，疏松和解除了局部软组织，达到了松解的目的。

（4）疏通原理

通过钩鍉针四位，最大幅度地通畅了经络，加速了局部血液循环，使神经根管周围的软组织减除了张力和压力，达到了疏通的目的。

（5）解除卡压原理

通过钩鍉针钩弧和钩刃，钩治和割治直接解除周围软组织的卡压，达到了解除周围神经卡压的目的。

（6）蜘蛛网被破坏原理

人体的结构尤其是病理性结构就像一个蜘蛛网一样，相互制约，恶性循环，越燃越烈，疾病逐渐加重，钩活术通过四位五法解除了蜘蛛网的致病"网络"，达到了破坏蜘蛛网的目的。

（7）恶性循环"环"被破坏原理

脊柱疾病和四肢关节病随着年龄的增长逐渐加重，发作一次加重一次，恶性循环，通过钩活术四位五法，直接钩治软组织，使软组织和骨骼处于相对性的状态，破坏了恶性循环"环"，建立了良性循环。

（8）大树平衡原理

人体的脊柱就像一棵大树，相对颈椎而言，颈 6、7 椎相当于树根；相对于腰椎而言，腰 4、5 椎相当于树根。要想让大树稳定，必须调理树根，所以钩活术以治颈 6、7 椎和腰 4、5 椎为主。

（9）电线杆平衡原理

人体就像一个电线杆，必须用周围的拉线固定，才能风吹不倒，稳固站立。得病原因，是因为拉线拉力不等而造成，所以钩活术调理新夹脊穴，是调理拉线的拉力，使拉力平衡而达到治病的。

（10）应力阻尼运动原理

阻尼运动，是运动中带有阻力，应力是阻尼运动的力量，随着人体频繁的阻尼运动，异常应力随之增加，异常应力的释放点集中于本椎体的下关节突，钩活术的新夹脊穴就是本椎体的下关节突在体表的投影，释放异常应力。

（11）"通则不痛，不通则痛"的原理

不通的原因有三：①外因有六淫（风、寒、暑、湿、燥、火）。②内因七情的喜、怒、忧、思、悲、恐、惊，伤及脏器，功能失调，生理病理性产物"痰"和"瘀"，痰和瘀又成为致病因素，造成脏腑功能失调。③不内外因有劳损扭伤、外伤、久坐、久站、久立、固定姿势劳动等。经络不通，骨质增生，局部功能障碍，痛、麻、冷、凉、木、胀、酸、眩、晕等，病位在颈部则造成颈椎病，病位在腰部则造成腰椎间盘突出症，久则椎管狭窄。但其根本原因是机体免疫力下降，不能抗御外邪，不能把病理产物消化吸收，其标是颈腰疲劳，生活、工作、学习的姿势不妥，颈腰扭伤，局部压力张力增加，功能障碍。治病必求其本，应以补虚，祛风除湿，活血祛瘀，化痰通络为治则。钩活术的原理即为减压、减张、松解、疏通、立平衡而治病。

（12）不荣则痛的原理

经脉得不到荣养，就会产生疼痛，钩活术利用补法，补气补血，使经脉荣养，达到治病的目的。

18. 钩活术与传统针灸学？

钩活术为中医特异针疗法。钩活术的选穴是脊柱旁新夹脊穴和四肢关节特定的穴位点。钩活术操作时使用的针具是钩鍉针，钩鍉针是中医特异针。钩活术是在传统针灸学的基础上结合现代医学和影像学形成的一种中医微创无菌操作技术，其原理来源于传统针灸学。钩活术的出现丰富了传统针灸学，也可说钩活术是针灸学中的一个新内容。

19. 钩活术治疗颈腰椎病与其他方法的区别？钩活术治疗需不需要配合其他方法？

钩活术治疗颈腰椎病优势有四：其一是五种强通法并用，即针刺法、钩治法、割治决、挑治法、放血法并用；其二是针对病因靶向选穴；其三减压减张力度大，见效快；其四是适应证广。

颈腰椎病的治法众多，如牵引、按摩、口服药物、针灸、输液、贴膏药、封闭、热疗、小针刀、松筋针、员利针、刃针、带刃针、拨针、铍针、鍉针、埋线、穴位封闭、臭氧疗法、胶原酶疗法、射频疗法、激光切吸疗法、椎间盘镜、椎间孔镜、手术疗法等。这些疗法都各有利弊，各有其适应证和禁忌证。

钩活术与以上众多疗法的区别在于无痛、微创、绿色、安全、四位、五法、无菌操作、保守疗法、时间短、见效快、反弹率低，接受人群多。

钩活术治疗一般不需要配合其他方法。

20. 钩活术治病的最佳时机？

钩活术治疗颈腰椎病、四肢关节病、脊柱相关疾病、强直性脊柱炎、痛经、乳腺增生病、带状疱疹后遗神经痛等疼痛麻木性疾病的最佳时机是急性期和持续期，也就是说在最痛的时候就是最佳时机。以上疾病在最痛的时候（急性期和持续期）一定列入一个急症，及时钩活，不得超过 48 小时，为最佳时机。因为 48 小时在急性水肿期，钩活术治疗后急性水肿即刻消退，疼痛马上缓解，效果好，疗程短，见效快，后遗症少，反弹率低。如果超过了最佳时机，其结果是相反的：效果差，疗程长，见效慢，后遗症多，反弹率高。所以发现钩活术的适应证，应在第一时间内就诊，给钩活术发挥特长的机会，也给疾病康复的机会。

21. 钩活术的治疗范围？

钩活术适应证分为 5 类：

（1）脊柱病

颈椎病、腰椎间盘突出症、脊椎管狭窄症、脊韧带骨化症、椎体及小关节骨质增生症、FBSS 等。

（2）脊柱相关疾病

颈心病、颈性头痛、颈性眼病、颈性鼻炎、颈性高血压、颈性低血压、颈性自汗、颈性半身不遂、颈胃综合征、颈胆综合征、颈性肩周炎、颈性网球肘等。

（3）退变性骨关节疾病

膝关节骨性关节炎、肩周炎、网球肘、腱鞘炎、腱鞘囊肿、跟骨刺等。

（4）十二正经疾病

头面，五官，心，胸，胃，热病，背、腰、下肢病，妇科病，风湿病以及五脏六腑的其他疾病等。

（5）奇经八脉疾病

神志病，热病，腰骶病，背、颈、胸、腰部伤筋，乳腺病，蛇串疮，痹证，顽痹，局部病证等。

具体病包括：颈椎病、颈心病、腰椎间盘突出症、颈性高血压症、颈失眠、股骨头坏死、颈咽炎、颈头痛、带状疱疹后遗神经痛、颈半身不遂、胸椎病、慢性鼻炎、鼻窦炎、强直性脊柱炎、老小遗尿、前列腺炎、颈腰椎骨质增生症、乳腺增生、痛经、颈腰椎管狭窄症、帕金森综合征、颈腰椎手术失败综合征、肩周炎、网球肘、骨关节病（膝、肘）、腱鞘炎、跟骨刺、陈旧性脊柱外伤、脊柱相关疾病。

22. 钩活术的第一篇论文？

钩活术的第一篇论文是在 2003 年 11 月发表的，论文发表在卫生部主管的人民卫生出版社主办刊号为：CNII—3943，2003 年第 11 期《中国临床医生》第 44 – 45 页，题目：《自定颈三穴"钩钊"治疗颈椎病》，论述了钩活术在治疗颈椎病方面的有关诊断、治疗、疗效、注意事项、禁忌证等。截止到目前共发表钩活术专业论文 56 篇：

钩活术创始人、钩鍉针发明人、钩活术专业委员会主任委员、国家中医医疗技术协作组专家委员会专家、中医微创钩活术国家级负责专家、石家庄真仁中医钩活术医院（总部）院长魏玉锁论文 27 篇。

创始人第一大弟子、钩活术专业委员会副秘书长、中华钩活术总部授课老师、石家庄真仁中医钩活术医院（总部）副院长国凤琴论文 5 篇。

钩活术专业委员会常务副主任委员、首家加盟连锁机构执行人、国家中医医疗技术专家委员会专家李金祥论文 3 篇。

钩活术专业委员会副主任委员、郑州加盟连锁机构执行人、国家中医医疗技术专家委员会专家王瑞论文 5 篇。

钩活术专业委员会副主任委员、四川什邡加盟连锁机构执行人、国家中医医药技术协作组成员崔凤德论文 2 篇。

钩活术专业委员会副主任委员、山西长治加盟连锁机构执行人、国家中医医药技术协作组成员桂忠诚论文 3 篇。

钩活术专业委员会常务委员、山西长治加盟连锁机构执行人、国家中医医药技术协作组成员任秀荣论文 2 篇。

钩活术专业委员会常务委员、新疆哈巴河加盟连锁机构执行、国家中医医药技术协作组成员人尹士军论文 2 篇。

钩活术专业委员会常务委员、山东烟台加盟连锁机构执行人、国家中医医药技术协作组成员沈姣论文 2 篇钩活术专业委员会常务委员、河北景县加盟连锁机构执行人、国家中医医药技术协作组成员梁桂民论文1篇。

钩活术专业委员会常务委员、贵州瓮安加盟连锁机构执行人、国家中医医药技术协作组成员蒋成友论文2篇。

钩活术专业委员会常务委员、山西泽州加盟连锁机构执行人、国家中医医药技术协作组成员李米会论文1篇。

钩活术专业委员会常务委员、山西阳城加盟连锁机构执行人、国家中医医药技术协作组成员陈建军、闫保龙论文1篇。

颈椎病中医九型钩活术论治

中国民间中医医药研究开发协会钩活术专业委员会

魏玉锁

颈椎病为临床常见病、多发病，西医学对颈椎病的分型多种多样，目前较为认可的分七型，根据病理改变的部位及程度不同，被累及的组织不同，所产生的临床症状不同，把颈椎病分为颈型、神经根型、脊髓型、椎动脉型、交感型、食管压迫型、混合型七种类型。

中医学根据颈椎病的临床特点和颈椎病所影响的脏腑经络之不同，在临床上分为九型，即痹证型、痿证型、眩晕型、头痛型、失眠型、胸痹型、风厥型、颈痛型、脾胃型。

颈椎病的治疗方法很多，但临床疗效大多不令人满意，在此给大家介绍一种中医特异针疗法——钩活术治疗颈椎病。

钩活术属中医特异针疗法，是利用系列特异钩鍉针在辨证施治的前提下，选择相应的穴位点，进行钩治，达到钩治法、割治法、挑治法、针刺法、放血法五法并用的临床疗效。

钩活术疗法使用的针具为钩鍉针，根据钩弧外形和大小不同，功能随之不同，钩鍉针分为巨类、中类、微类和水液类四大类。即4类9针63型。每个类别各有其特点，每个类别中的每一型都有其各自的优越性，中类、微类、水液类钩身长短不同，分为不同规格，能有效地针对深浅不同的穴位，指导临床医生合理使用，增加其临床的安全系数，提高治疗效果。

中医九型颈椎病据其的临床特点、证候和所影响的脏腑经络之不同，钩活术治疗应与西医学的辨病和中医学的辨证相结合。做到明确诊断、辨证、分型、选钩、选穴和选手法，才能准确对症治疗。痹证型颈椎病是由于风、寒、湿、热、痰、瘀等邪气滞留颈部筋脉、关节、肌肉，经脉闭阻，不通则痛，是痹证的基本病机。钩活术治疗选用巨类钩鍉针，取颈部新夹脊穴，以泻法为主。

痿证型颈椎病多为湿热浸淫、肝肾亏损、脾胃虚弱、痰瘀致痿所致。虽由前述原因所致，但前述病因常可互相传变影响，不能仅局限于一脏一腑之变，简单对待。还有一些诱因，如痰浊、瘀血等，不可忽视。尤其是夹瘀致痿，若急骤而发者，多因实邪所致，务要急救，免成痼疾；若属渐发而成者，多属脏腑已衰，沉痼难治。钩活术治疗选用中类内刃型钩鍉针，取颈部新夹脊穴，以补法为主，或补泻兼施。

眩晕型颈椎病的产生可分为虚实两类，虚证可因气血亏虚、肾精不足等致脑髓失养；或肝肾阴虚，肝阳上亢，或风阳上扰。实证可因痰浊蒙蔽清阳等。痰瘀交阻者为多，但可为虚证所兼夹，亦可为痰瘀交阻而兼有虚者，虚实相兼者多，纯虚纯实者少，而虚实相交，则虚多实少。钩活术治疗选用中类内刃型和微类内刃型钩鍉针（1.2cm），取颈部新夹脊穴和头部风府、风池穴，以补法为主或兼补兼泻。

头痛型颈椎病可分为外感和内伤两大类。外感头痛多为外邪上扰清空，壅滞经络，络脉不通。外感头痛以风邪为主，且多兼夹他邪，如寒、湿、热等。内伤头痛多为肝阳上亢、气血不足、气滞血瘀等，使清窍空虚瘀滞因而头痛；或由禀赋不足，脾胃虚弱，气血化源不足，营血亏虚，不能上荣于脑而致头痛；或外伤或久病入络，气滞血瘀，瘀血阻于脑络，不通则痛，头痛随之而发。在钩活术治疗选用中类内板型和微类内板型钩鍉针（1.2cm），取颈部新夹脊穴和头部风府、风池穴，以泻法为主。

失眠型颈椎病病因虽多，但其病理变化，总属阳盛阴衰，阴阳失调。一为阴虚不能纳阳，一为阳盛不得入于阴。其病位主要在心，与肝、脾、肾密切相关。因心主神明，神安则寐，神不安则不寐。而阴阳气血之来源，由水谷之精微所化，上奉与心，则心神得养；受藏于肝，则肝体柔和；统摄于脾，则生化不息；调节有度，化而为精，内藏于肾，肾精上承于心，心气下交于肾，则神志安宁。若肝郁化火，或痰热内扰，神不安宅者以实证为主。钩活术治疗选用中类内刀型微类内板型钩鍉针（1.2cm），取颈部新夹脊穴和头部风府、风池穴，以泻法为主。

胸痹型颈椎病是指以胸部闷痛，甚则胸痛彻背，喘息不得卧为主症的一种疾病，轻者仅感胸闷如窒，呼吸欠畅，重者则有胸痛，严重者心痛彻背，背痛彻心。病因与寒邪内侵、饮食失调、情志失节、劳倦内伤、年迈体虚等因素有关。其病机有虚实两方面，实为寒凝、血瘀、气滞、痰浊、痹阻胸阳，阻滞心脉；虚为气虚、阴伤、阳衰、肺、脾、肝、肾亏虚，心脉失养，在本病证的形成和发展过程中，大多先实而后致虚，亦有先虚而后致实者。钩活术治疗选用中类内板型钩鍉针，取颈部新夹脊穴，以泻法为主或以补法为主。

风厥型颈椎病的"风"指"中风"，主要是指中经络，症状为头晕、半身麻木、行走基本正常，时轻时重。厥指厥证，症状为病人突然昏仆，不省人事，过时即醒，一如常人，或一过性晕蒙、一过性失神，无抽搐或痉挛现象。钩活术治疗选用中类内刀及微类内板型钩鍉针，取颈部新夹脊穴及头部风府、风池穴以补法为主或补泻兼施。

颈痛型颈椎病多有外伤史或劳损史，出现颈部疼痛，颈部僵硬，活动受限，局部肿胀压痛，或有结节，或肌肉痉挛，钩活术治疗选用巨类钩鍉针，取颈部新夹脊穴，以补法为主或兼补兼泻。

脾胃型颈椎病多有颈椎病史，颈部僵硬不适，头晕头痛，恶心呕吐，胃脘胀满，不欲饮食，泄泻，情绪不稳，通过现代医学检查未发现肝胆胰胃肠等消化性疾病。肝郁气滞者情绪波动，情绪不稳，胃脘不适，嗳气吞酸，两胁胀痛，不欲饮食，呃逆，嘈杂，胃痛与情绪变化有关；湿热瘀滞者胃脘疼痛，时作时止，颈部劳累后加重，痛势急迫，脘闷灼热，口干口苦，口渴而不欲饮，纳呆恶心，小便色黄，大便畅，四肢乏力；寒湿阻滞者胃痛，恶寒喜暖，得温痛减，遇寒加重，遇湿加重，按揉挤压则缓，口淡不渴，或喜热饮，小便清长，大便溏滞；脾胃虚寒者胃痛隐隐，绵绵不休，喜温喜按，空腹痛甚，得食则缓，劳累或受凉后发作或加重，泛吐清水，神疲纳呆，四肢倦怠，手足不温，大便溏薄，四肢乏力。钩活术治疗选用中类内板型钩鍉针，取颈部新夹脊穴，以补法为主或补泻兼施。

总之钩活术治疗中医九型颈椎病，需望闻问切四诊合参，根据八纲辨证、经络辨证、分型辨证等综合分析辨认其颈椎病的证候，有利于钩活术选钩、选穴即选手法。不可孤注一掷，顾此失彼。

23. 钩活术的六项科技成果？

钩活术的第一项科技成果为 2002 年乳腺消瘀灵胶囊治疗乳腺增生病临床研究，成果号：20020272。

钩活术的第二项科技成果为 2005 年巨钩针无痛微创"钩活术"治疗颈、腰椎间盘突出症，成果号：2005306。

钩活术的第三项科技成果为 2006 年巨钩针无痛微创钩活术治疗颈腰椎管狭窄症，成果号：20061795

钩活术的第四项科技成果为 2008 年钩活术与辛荑汤治疗慢性过敏性鼻炎的临床研究，成果号：20080219

钩活术的第五项科技成果为 2009 年钩活术治疗带状疱疹后遗神经痛的临床研究，成果号：20090373

钩活术的第六项科技成果为 2010 年钩活术治疗膝关节骨性

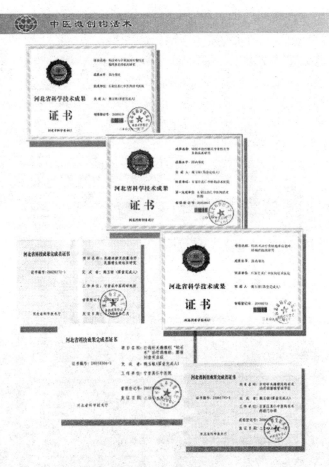

图1-44 钩活术成果证书

关节炎的临床研究，成果号：20102915

24. 钩活术的六项获奖？

2004年巨钩针无痛微创钩活术治疗颈椎病、腰椎间盘突出症荣获河北省中医药学会科学技术奖二等奖（如图1-45）

2006年巨钩针无痛微创钩活术治疗颈腰椎管狭窄症荣获河北

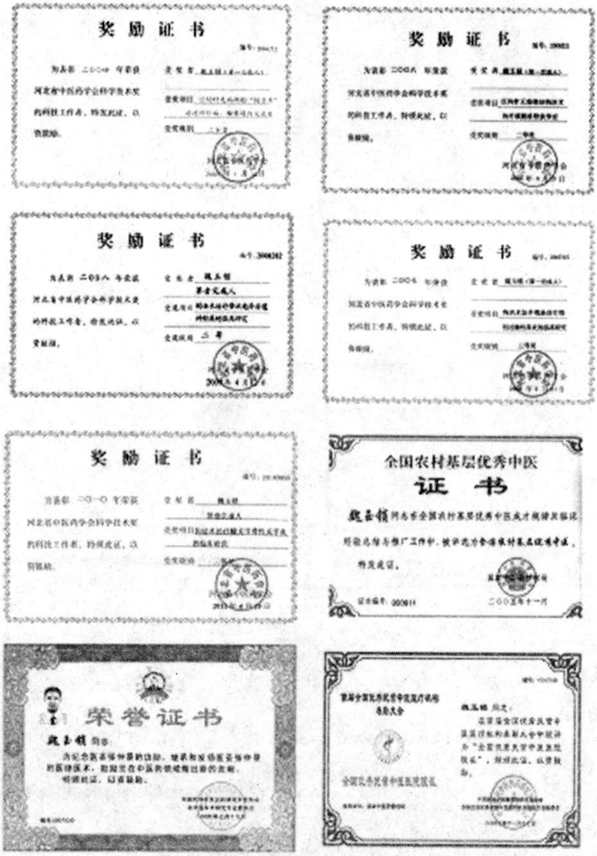

图 1 - 45　钩活术创始人获奖及部分荣誉证书

省中医药学会科学技术奖二等奖（如图 1 - 45）

2007 年钩活术加辛荑汤治疗慢性过敏性鼻炎的临床研究荣获河北省中医药学会科学技术奖三等奖（如图 1 - 45）

2008 年钩活术治疗带状疱疹后遗神经痛的临床研究荣获河北省中医药学会科学技术奖二等奖（如图 1 - 45）

2009 年魏玉锁荣获中国民间中医医药研究开发学会名中医学

术研究专业委员会证书（如图1-45）

2010年钩活术治疗膝关节骨性关节炎的临床研究荣获河北省中医药学会科学技术奖三等奖（如图1-45）

2005年魏玉锁荣获全国农村基层优秀中医（如图1-45）

2007年魏玉锁荣获全国优秀民营中医医院院长（如图1-46）

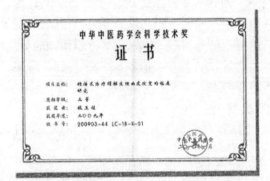

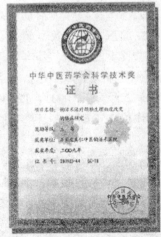
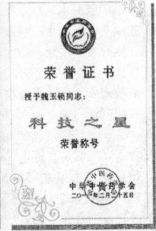

图1-46 中华中医药学会科学技术奖及科技之星荣誉证书

2009年钩活术治疗颈椎生理曲度改变的临床研究荣获中华中

医药学会三等奖（如图 1 - 46）

25. 钩活术第一例病人？钩活术 18 次病人？

第一例钩活术病人：

钩活术第一例病人是河北宁晋县人，土某某，男，40 岁，神经根型颈椎病。1996 年 5 月 23 日钩活术术后病人左上肢麻木症状马上得到缓解，病人非常满意。4 天后上肢症状基本消失。30天后病人左上肢又有麻木感，但程度较前为轻，经第二次钩活术治疗后症状全部消失。至今已 17 年未见复发。

钩活 18 次病人：

魏某，男，63 岁，河北石市宋村人。被称为钩活之最，钩活之星。

主诉：四肢麻木，双下肢无力、冷凉不能行走 3 个月。

现病史：四肢麻木、双下肢无力、冷凉一年，活动困难，不能行走，尤以左下肢为重，呈渐进性加重，经针灸、牵引、理疗效果不佳，遂行按摩治疗，按摩后患者不能下床，基本处于半瘫痪状态，1 个月后在某省级医院行颈椎后路手术治疗，术后症状不缓解，下肢瘫痪，生活不能自理 3 个月，于 2003 年 12 月 17 日坐轮椅来我院就诊。颈、胸、腰 MRI 检查诊断为颈、胸、腰椎管狭窄。

专科检查：不能站立行走，坐位时后背部需支撑，平卧位不能翻身，颈后部正中偏左可见长约 15cm 术后瘢痕，颈部僵硬，双上肢活动功能正常，双手握力尚可，双肱二、三头肌反射活跃，双下肢轻度肌萎缩、冷凉，双小腿胫前肌力 II 级，第 12 胸椎以下触觉、痛觉、温觉消失，腹壁反射消失，双膝腱、跟腱反射减弱，二便障碍，小便遗尿，大便干燥，头顶叩击（＋），霍氏征（＋），巴氏征（＋）。

辅助检查：血尿常规无异常，心电图检查无异常。

影像学检查：MRI 示 $C_{4~7}$ 椎体术后改变；$T_{7~9}$ 骨性椎管狭窄；$L_{4,5}$、L_5、S_1 椎间盘突出压迫硬膜囊，椎管狭窄。

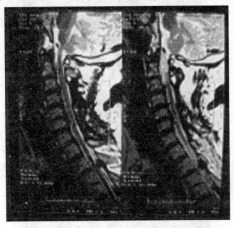

图 1－47　颈椎管狭窄 MRI 图

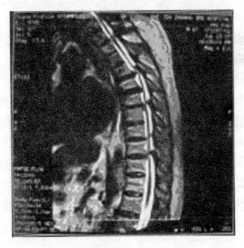

图 1－48　胸椎管狭窄 MRI 图

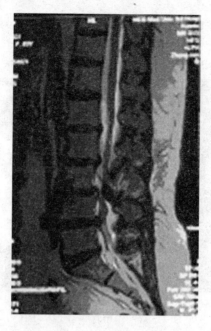

图 1 – 49　腰椎管狭窄 MRI 图

初步诊断：颈椎手术失败综合征

　　　　　胸椎管狭窄症

　　　　　腰椎管狭窄症

　　治疗：于2003年12月18日行1~3次钩活术治疗后，症状未见缓解；第4次术后患者坐位时后背部不需支撑，基本能坐稳；第5次钩活术治疗后下肢冷凉症状明显改善。以后每间隔10天做一次钩活术，颈腰胸交替进行；18次后，患者双侧上肢麻木消失，双下肢功能基本恢复，肌力Ⅳ级，可行走2公里路程，二便正常，生活完全自理。随访至今10年，未出现上述症状的反复。

26. 钩活术步入省城？

钩活术在河北省宁晋县中医药研究所和河北省宁晋真仁中医

院萌芽生根、发芽、壮大、稳步成长，省城石家庄的病人络绎不绝地来到县城做钩活术治疗，值得欣慰的是石家庄的病人渐渐认可钩活术。2005 年 6 月有了进入省城的设想，在河北省中医药管理局领导和有关中医专家的支持和帮助下，短短 6 个月的时间，于 2006 年 1 月 1 日在省会石家庄槐安东路成立以钩活术为名称的专科门诊部，即石家庄真仁中医钩活术疼痛门诊部，占地 1000 平方米，38 名职工，分药房、辅检、放射、钩活术科、手术室、门诊观察室等科室，是石家庄市卫生局中医处直属的专科特色疼痛门诊部，以钩活术创始人魏玉锁为法人和门诊部主任。

27. 钩活术医院的成立？

2007 年 10 月 1 日成立了在全国首次以钩活术冠名的中医专科医疗机构——石家庄真仁中医钩活术医院，医院坐落在河北省省会石家庄市中心的新华区福源街 12 号，占地面积 5000 平方米。分为北区（门诊部区共 4 层），南区（住院部区共 3 层），西区（辅助检查部区共 3 层），共设 50 张床位。住院部又分颈椎病区 10 张床位、腰椎病区 20 张床位、强直性脊柱炎病区 10 张床位和骨关节病区 10 张床位，共计医护人员 80 余人，钩活术创始人魏玉锁为本医疗机构法人并担任院长。钩活术医院是以钩活术科研、临床、教学、培训推广为一体的中医机构。钩活术总部设在钩活术医院，接待全国脊柱病和四肢骨关节病患者。钩活术医院成立（2007 年 10 月 1 日）至 2013 年 9 月 9 日已接待钩活术治疗的患者达 12600 人，住院人数 1600 人次，平均住院时间 4.5 天，已为天津、北京、上海、深圳、青海、山西、陕西、内蒙、河北、吉林、辽宁、黑龙江、新疆、甘肃等全国 25 个省、自治区、直辖市的颈腰脊柱病患者解除疼痛，所有病人的来源都是在病人传病人、亲属传亲属就医于钩活术治疗，具有很好的口碑，"钩活、钩活、越钩越活"，住院病人和门诊病人越来越多。

钩活术医院的成立象征着钩活术的进一步发展，钩活术这一中医特异针疗法新技术，已能为众多疼痛病人解除病痛，发扬了中医特色，发展了中医特异针疗法。其中的无菌操作和坐标定位法说明了其先进性，从此认为中医疗法没有无菌观念的历史已经过去，现时代的中医，现时代的中医针灸特异针疗法，以无痛、安全、绿色、无菌操作、有效率高等优越性表现在医海之中。2013年1月1日河北省社会劳动保障厅批准钩活术疗法进入医保报免目录，这是在2010年5月1日钩活术进入新农合报免目录之后的又一次对钩活术发展的推进，等于钩活术已插上了腾飞发展的双翅膀（农合医保）。

钩活术医院其前身为石家庄真仁中医钩活术疼痛门诊部（石市槐安东路92-2号）。在门诊部的基础上扩大了医疗场所（迁于福源街12号）。由原门诊部的1000平方米增加到了5000平方米。钩活术医院的成立得到了河北省省委、石家庄市市委、河北省卫生厅，特别是河北省卫生厅中医药管理局（王振邦局长）、石家庄市卫生局的有关领导和河北省医科大学、石家庄市中医专家的关心和大力支持。在此表示衷心的感谢。

28. 省级钩活术专业委员会的成立，第一届钩活术经验交流大会？

于2006年9月9日在河北省省会石家庄成立了河北省中医药学会钩活术专业委员会暨全国首届钩活术学术交流大会，魏玉锁任河北省中医药学会钩活术专业委员会主任委员，河北省卫生厅副厅长、省中医药学会会长孙万珍，河北省中医药管理局局长、河北省中医药学会副会长王振邦，河北省中医药学会秘书长武智，以及来自省市各医疗单位的脊柱科、疼痛科、中医科、针灸科、按摩科等同道和钩活术专业委员会会员共计120余人参加了会议。

河北省卫生厅领导、省中医药学会领导对钩活术这一新的治疗方法的出现和钩活术创始人、钩鍉针发明人——魏玉锁在颈腰椎病工作中做出的贡献给予充分的肯定。

之后著者向参会代表传授钩活术三项新技术，对钩活术的操作做了八个统一和五个规范化：

八个统一：（1）病历书写、知情同意书、术后注意事项的内容、纸张大小、书写格式统一；（2）体格检查顺序统一：从局部到整体、从脊柱到四肢、从肌肉到筋膜、从管内到管外、从神经到血管、从静止到运动、从不平衡到平衡；（3）辅助检查统一：血尿便常规检查、凝血四项检查，影像 X 线、CT、MRI 检查；（4）诊断标准统一：症状＋体征＋影像学检查＋排除其他疾病；（5）疗效标准统一：以《国家中医药管理局的诊断疗效标准》为标准；（6）麻药浓度统一：0.5%～1%，全过程及整个治疗中麻药总量不能超量，防止麻药反应；（7）禁忌证统一：手术的禁忌证为钩活术的禁忌证；（8）巨钩针使用时限统一为 300 人次。

五个规范化：（1）适应证和治疗范围规范化；（2）钩度和深度规范化；（3）取穴定位坐标化；（4）无菌操作标准化；（5）钩治取穴公式化。

并对钩活术的前景、发展方向和目标做了展望，受到了代表们的热烈欢迎和一致好评，大会取得了圆满成功。

29. 钩活术第二届全国交流大会？

于 2008 年 9 月 11 日在河北省省会石家庄召开第二届全国钩活术学术交流与新技术培训暨表彰大会，河北省科协主席唐树钰，中国民间中医医药研究开发协会副会长周立孝，河北省中医药学会钩活术专业委员会主任委员魏玉锁，河北省卫生厅副厅长、省中医药学会会长孙万珍，河北省中医药管理局局长、河北省中医药学会副会长王振邦，河北省中医药学会秘书长武智，以及来自省市各医疗单位的脊柱科、疼痛科、中医科、针灸科、按摩科等同道和钩活术专业委员会会员共计 130 余人身穿统一的红色 T 恤参加了会议。

中国民间中医医药研究开发协会副会长周立孝、河北省卫生厅领导、省中医药学会领导对钩活术这一新的治疗方法的出现和钩活术创始人、钩鍉针发明人——魏玉锁在颈腰椎病工作中做出的贡献给予充分的肯定。

之后创始人魏玉锁向参会代表传授钩活术五项新技术，对钩活术的操作在八个统一和五个规范化的前提下又增加了五项新内容：

（1）在原麻药浓度统一：0.5%～1%，全过程及整个治疗中麻药总量不能超量，防止麻药反应的前提下，麻药浓度降至为0.25%～0.5%。（2）局部防粘液有原激素一次用量10mg左右，稀释到4ml液体中分4个针孔使用。改进为2mg稀释到4ml液体中分4个针孔使用。（3）巨钩针分为颈胸型和腰型，钩身是区别点，开始向多型钩针的钩鍉针发展。（4）钩度的要求在基通即止的基础上分为轻中重度。（5）钩活术所治疗的病种开始向神经痛和免疫性疾病迈进。

把以上新技术全部传授给学员，受到了学员们的热烈欢迎和一致好评，大会取得了圆满成功。

30. 第三届钩活术经验交流暨国家级 钩活术专业委员会成立大会？

于2010年5月10日在河北省省会石家庄成立了中国民间中医医药研究开发协会钩活术专业委员会，与第三届中华钩活术经验交流大会同时举行，大会以建立交流平台、开拓钩活未来为主题，国家中医药管理局医政司许志仁司长，中国民间中医医药研究开发协会沈志祥会长，河北省科协唐树钰主席，河北省中医药学会钩活术专业委员会主任委员魏玉锁，河北省中医药管理局局长、河北省中医药学会副会长王振邦，河北省中医药学会钩活术专业委员会赵晓明秘书长，以及来自省市各医疗单位的钩活术学员以及钩活术专业委员会会员身穿黄色T恤共计135人参加了会议。

中国民间中医医药研究开发协会沈志祥会长宣布：中国民间中医医药研究开发协会钩活术专业委员会成立。中国民间中医医药研究开发协会李秀媛秘书长宣读批复：石家庄真仁中医钩活术医院及钩活术创始人申请的建立国家级钩活术专业委员会组成的人员名单，主任委员魏玉锁，副主任委员李金祥等，秘书长赵晓明，副秘书长国凤琴。国家中医药管理局医政司许志仁司长对国家级钩活术专业委员会的成立表示热烈祝贺，并提出了工作重点和思路，要求钩活术利用专业委员会平台发展推广国家适宜技术钩活术。当选为首届中国民间中医医药研究开发协会钩活术专业委员会主任委员的魏玉锁发表了演讲并传授了钩活术新技术，制定了专业委员会的工作安排和会议计划。会议在一片祝贺声中宣布胜利闭幕。

31. 钩活术第四届全国交流大会？

于 2012 年 5 月 27 日在河北省省会石家庄金圆大厦召开了第四届中华钩活术经验交流暨首批拜师大会，大会以创新钩活技术、加盟传承发展为主题，国家中医药管理局吴刚副局长，中国民间中医医药研究开发协会沈志祥会长，河北省科协主席唐树钰，国际级钩活术专业委员会主任委员魏玉锁，河北省中医药管理局局长、河北省中医药学会副会长段云波，中国民间中医医药研究开发协会钩活术专业委员会赵晓明秘书长，以及来自省市的钩活术弟子身穿唐装配戴胸花共计 75 人参加了会议。

中国民间中医医药研究开发协会沈志祥会长宣布：第四届中华钩活术经验交流暨首批拜师大会开幕。国家中医药管理局吴刚副局长发表了重要讲话，对拜师传承的学习方式表示赞赏和肯定。

师傅向弟子们传授钩活术新技术：（1）钩活术四类 63 型钩鍉针的单独使用和混合使用及使用标准；（2）钩活术五法并用的原理进一步剖析；（3）钩活术防粘液彻底告别激素药，纯绿色疗法钩活术完善了，防粘液由神经妥乐平和维生素 B_{12} 组成；（4）

中华钩活术专著的基本内容；（5）中华钩活术治疗颈胸椎退变性及软组织疾病专著的内容；（6）中华钩活术治疗腰骶椎退变性及软组织疾病专著的内容；（7）扩大了钩活术的治疗范围。

会场上对钩活术的学术思想，临床心得，局麻药使用的浓度、药量的大小、注射的深浅度等进行了热烈的讨论。现场学术气氛浓烈，热情高涨，发言踊跃，衬托出钩活术的明天会更加辉煌，大会于次日圆满闭幕。

32. 国家级钩活术教育基地的成立？

经中华中医药学会科学论证、专家评审，于 2008 年 9 月 26 日决定在石家庄真仁中医钩活术医院成立"全国钩活术治疗退变性脊柱关节病临床教育基地"。为保证此教育基地的继续教育质量，特推荐钩鍉针发明人、钩活术创始人魏玉锁主任为继续教育基地的主讲，并担任师教、答疑和被培训学员的临床指导，赵晓明为副主任，国凤琴为讲师。

钩活术成为中华中医药学会继续再教育 1 类学分项目。

33. 钩活术的专著？

著作六部：

（1）《中华钩活术》：本书重点介绍钩活术的相关内容：①中医特异钩鍉针即"钩"；②钩鍉针的运用；③五通法同时治疗即"活"；④新夹脊（魏氏）83 穴和骨关节特定穴；⑤一种新的定穴法（坐标定穴法）；⑥中医特异针和无菌操作即"术"；⑦钩活术的选穴与操作；⑧钩活术治疗相关临床疾病。

（2）《钩活术治疗颈胸椎退变性及软组织疾病》：本书重点介绍了钩活术治疗颈、胸椎退变性及软组织疾病：①此类疾病的诊断及鉴别诊断；②中医辨证分型；③选穴规律；④钩活术钩治过程及方法；⑤钩治要点；⑥钩治的深度和强度；⑦钩治注意事项；

⑧4 类 63 型钩鍉针在此类疾病中的选择使用规律；⑨预防与康复。

（3）《钩活术治疗腰骶椎退变性及软组织疾病》：本书重点介绍了钩活术治疗腰骶椎退变性及软组织疾病：①此类疾病的诊断及鉴别诊断；②中医辨证分型；③选穴规律；④钩活术钩治过程及方法；⑤钩治要点；⑥钩治的深度和强度；⑦钩治注意事项；⑧4 类 63 型钩鍉针在此类疾病中的选择使用规律；⑨预防与康复。

（4）《钩活术治疗脊柱骨关节病及脊椎管狭窄症》：本书重点介绍了钩活术治疗退变性脊柱骨关节病及脊椎管狭窄症：①此类疾病的诊断及鉴别诊断；②中医辨证分型；③选穴规律；④钩活术钩治过程及方法；⑤钩治要点；⑥钩治的深度和强度；⑦钩治注意事项；⑧4 类 63 型钩鍉针在此类疾病中的选择使用规律；⑨预防与康复。

（5）《基层中医药适宜技术手册》：2000 年，国家中医药管理局设立了中医临床诊疗技术整理与研究项目，决定对中医临床诊疗技术进行系统的整理与科学严谨的技术规范研究，最终鉴定筛选出一批临床安全、有效、规范的诊疗技术，加以推广，从而进一步提高中医临床疗效，提高中医服务能力。魏玉锁的钩活术治疗腰椎间盘突出症技术为基层中医药适宜技术之一。

（6）《中医临床基层适宜技术》：2013 年由王国强副部长主编的普及版《中医医疗技术手册》出版，魏玉锁为中医微创技术编委之一。

为促进中医医疗技术相关工作持续深入开展，国家中医药管理局医政司成立了中医医疗技术协作组。协作组按专业类别划分成 11 个类别协作组，各类别协作组按照技术成立了若干个技术协作组。2012 年，中医医疗技术协作组遴选、整理并规范了第一批 100 余项成熟、规范的中医医疗技术，并组织协作组成员单位起草了各中医医疗技术操作方案。为方便宣传和推广，现将这些方案汇编为《中医医疗技术手册（普及版）》。

11 类技术分别是：针刺类技术，推拿类技术，刮痧类技术，拔罐类技术，灸类技术，敷熨熏浴类技术，中医微创技术，骨伤类技术，肛肠类技术，气功类技术，其他类技术。

其中第 4 类中医微创技术包括：针刀技术（董福慧），带刃针技术（黄枢），水针刀技术（吴汉卿），钩活术（钩针）技术（魏玉锁），刃针技术（田纪均），长圆针技术（李江舟），拨针（松解针）技术（陈超然），铍针技术（雷仲民）。

《中医医疗技术手册（普及版）》是目前中医医疗技术分类最明确、技术最全面、最权威的一本中医医疗技术手册。

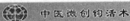

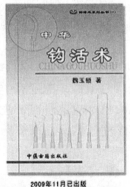

2009年11月已出版

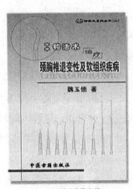

2012年5月已出版

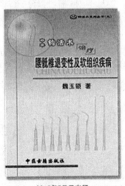

2012年5月已出版

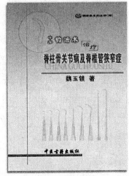

2013年5月已出版

图 1-50　2013 年前已出版的钩活术专著

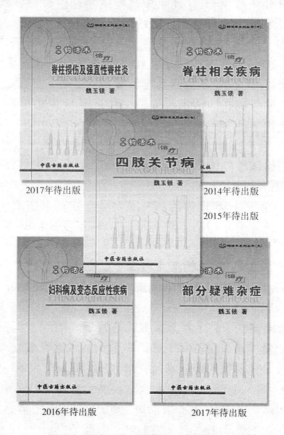

图1-51　待出版的钩活术专著

34. 钩活术面向全国培训？

中医特异针疗法钩活术自1996年应用于临床，其神奇的疗效，受到众多同人的关注，2003年11月《中国临床医生》钩活术第一篇论文发表后，众多同人对此新技术纷纷打电话要求举办全国培训班，再此呼吁声中2004年7月1日在北京中昌举办了首届第一期钩活术培训班。

　　2004 年 7 月 16 日在北京中昌疼痛培训中心举办钩活术培训班。2004 年度成功举办了 6 期培训班，培训学员 127 人。

　　2005 年 3 月 16 日在河北省宁晋县中医药研究所举办钩活术培训班。2005 年度成功举办了 10 期培训班，培训学员 108 人。

　　2006 年 3 月 16 日钩活术专家委员会在石家庄真仁中医钩活术疼痛门诊部举办钩活术培训班。2006 年度成功举办了 10 期培训班，培训学员 134 人。

　　2007 年 3 月 16 日钩活术专家委员会在石家庄真仁中医钩活术疼痛门诊部举办钩活术培训班。2007 年度成功举办了 10 期培训班，培训学员 173 人。

　　2008 年 3 月 16 日钩活术专家委员会在石家庄真仁中医钩活术疼痛门诊部举办钩活术培训班。2008 年度成功举办了 10 期培训班，培训学员 187 人。

　　2009 年 3 月 16 日钩活术专家委员会在石家庄真仁中医钩活术疼痛门诊部举办钩活术培训班。2009 年度成功举办了 10 期培训班，培训学员 207 人。

　　2009 年 8 月 23 日由国家中医药管理局组织、钩活术创始人魏玉锁全程授课、在石家庄真仁中医钩活术医院成功举办了全国省级骨科专家参加的钩活术师资培训班，培训学员 53 人。

　　2010 年 3 月 16 日钩活术专家委员会在石家庄真仁中医钩活术疼痛门诊部举办钩活术培训班。2010 年度成功举办了 10 期培训班，培训学员 211 人。

　　2011 年 3 月 16 日钩活术专家委员会在石家庄真仁中医钩活术疼痛门诊部举办钩活术培训班。2011 年度成功举办了 10 期培训班，培训学员 234 人。

　　2012 年 3 月 16 日钩活术专家委员会在石家庄真仁中医钩活术疼痛门诊部举办钩活术培训班。2012 年度成功举办了 10 期培训班，培训学员 256 人。

　　至 2012 年 12 月底累计培训钩活术学员近二千余人，遍及全国 25 个省市、自治区、直辖市。

2013 年以全国加盟培训推广的形式扩大培训力度，改善培训模式，提高教学水平，为发展中医特色中医针灸特异针疗法，发一份热，放一束光。

35. 钩活术全国加盟连锁？

中医的传承是以流派传承的形式传承的，金元时代就有四大流派按照自己的学术观点，进行传承推广，学术研讨，充分发挥了中医的治病特色和诊疗特色，推动了中医的发展。钩活术这一中医微创技术进行有效的传承和发展，加盟连锁形式进行流派传承是有必要的。

钩活术 2007 年开始面向全国接受加盟连锁机构，首家加盟连锁机构在秦皇岛成立（具体情况在下一问），收到了良好的社会效益和经济效益，通过反复的学习和摸索及创始人亲临现场指导真正掌握了钩活术的技术精髓，领会了钩活术的学术思想，受到了当地人民群众的高度赞誉，体现了钩活术无痛微创、绿色安全、立竿见影的中医特色。受第一家加盟连锁机构的影响，至 2013 年 9 月全国钩活术加盟连锁机构 74 家，分布在 19 省市，全部加盟机构都已掌握了钩活术的理论精髓和操作手法，在当地运用钩活术疗法治疗颈肩腰腿痛，为本地患者解除了病痛的折磨。这些加盟连锁机构都在本地小有名气，钩活术成为当地治疗颈肩腰腿痛的首选方法。

加盟连锁形式在流派传承和技术学习体现了巨大优势，学习免费、再学习再免费、进修免费、年培训免费、有问题随时解答、随时到总部学习、总部创始人定期或不定期到加盟连锁机构会诊指导。2012 年至 2013 年先后 4 次到加盟连锁机构新疆哈巴河县人民医院进行会诊指导，执行人尹士军感慨地说：会诊一次，深入一次，学习一次，深入一次，学一次提高一次，会诊一次提高一次，一次一个台阶，4 次 4 个台阶。反复学习，定位更准，钩度更巧，效果自然更好，灵活定位，灵活钩度，灵活选钩，灵活搭配，钩活钩活，越钩越活，哈巴河共钩活 161 人，也是锻炼提高了 161 次。

下面请看三条来自加盟连锁机构的 2013 年钩活术新闻：

①"77 例钩活"。今天是农历七月七，中国的情人节，钩活术创始人魏玉锁院长在河南社旗加盟连锁机构进行市场轰动，2 天中，钩活人数达 77 例，这是钩活术诊疗行动中最好的一次。此次活动凸显河南社旗巨大的市场潜力，钩活术的显著效果也获得了广大患者肯定。

②尊敬的老师您好！近三个月的大病初愈：又近九月，思绪万千，只能献上一首赞美的歌，题为赞中华钩活术：九针医学古相传，今日钩活更斗妍，融会中西向世界，钩通钩活利人间。沉疴痼疾收奇效，器简技精用更廉，如烟瀚海又一珠，更如繁星光闪闪。（甘肃酒泉市加盟连锁机构钩活术弟子李卫东病中作）

③跟随恩师整八年，观摩手术亲口传。历经初中高级班，四位五法记心间。钩活之术是利剑，挥剑驱魔战疾顽。钩活将我变神医，小有名气美名扬。行医路上感恩心，感谢恩师多栽培。为师增光，为钩喝彩，钩活扎根大草原。让钩活旗帜，塞外草原高飘扬。一生跟师朝前走，救死扶伤显身手。中医梦，我的梦，实现中华钩活梦。（孙富清）

36. 首家加盟连锁机构？

秦皇岛风湿骨病医院院长主任中医师李金祥经过钩活术理论和实践的学习，掌握了此项技术的要领，并能独立操作钩活术，经考察秦皇岛风湿骨病医院，其规模、设备、设施符合钩活术要求，于 2007 年 2 月 7 日中华钩活术首家加盟连锁机构设立于秦皇岛风湿骨病医院，院长副主任中医师李金祥为此成为加盟连锁机构的钩活术执行人。

魏玉锁老师 2007 年 2 日 7 日亲临首家临床基地现场，参加了开业仪式并宣布全国首家加盟连锁机构成立。

当日，创始人魏玉锁和执行人李金祥在首家临床基地接待了 60 多位颈腰椎患者的咨询，其中 38 人接受了钩活术治疗。钩活术以神奇的疗效赢得了秦皇岛地域内颈腰椎患者的信认。

中华钩活术首家加盟连锁机构成立的消息在《中国中药报》2007年2月14日第2版新闻栏目以图文并貌的形式报道：

"中华钩活术"首家加盟连锁机构于2007年2月7日在秦皇岛风湿骨病医院成立。至2013年2月7日，秦皇岛风湿骨病医院已连续加盟7年，并表示继续加盟，流派传承。

37. 钩活术什么时间有了门诊医保？

钩活术2006年进入省城后，受到了省城脊柱病和骨关节病患者的广泛认可，在石家庄市社会劳动保障局的大力支持下，于2009年7月1日石家庄真仁中医钩活术医院被纳入石家庄市医保门诊定点单位。这是医保部门认可的第一步，受到了省城脊柱病和骨关节病患者的广泛好评，带来了很好的社会效益。

38. 钩活术什么时间有了住院医保及新农合医保？

钩活术技术在应用临床17年，进入省城8年后，神奇的疗效在全国各地，尤其在石家庄广泛传播，巨大的钩活术受益人群引起了河北省省政府和河北省社会劳动保障厅领导的高度重视，通过3次答辩，钩活术技术终于在2013年1月进入了河北省城镇职工医疗保险和新农合的报免目录，2013年3月钩活术医院进入了省、市居民医保定点医院。2013年7月石家庄市卫生局批准钩活术医院为石家庄市市级新农合定点医疗机构。

第二章　钩活术的风险与安全

在医学界所有的治疗都是风险治疗，没有风险的治疗是不治疗，也就是说没有风险的治疗是不存在的，钩活术技术也不例外必然存在其技术风险，所以钩活术技术在临床应用和推广培训方面要求极为严格。

39. 钩活术的风险?

钩活术技术，无痛微创，绿色安全，但手法不准、辨证不明确、影像不清晰等可影响钩活术疗效；操作不当或使用退役的针具会造成断针或滞针；无菌操作不严格会有感染的可能；未排除禁忌证影响原发病；诊断不明确造成疗效差甚至无效。

40. 钩活术的禁忌证?

中医微创钩活术技术适应证广泛，要想保证钩活术技术的有效和安全，必须排除禁忌证。其禁忌证分为绝对禁忌证和相对禁忌证。

绝对禁忌证指钩活术后有负面影响或加重病情者为绝对禁忌证。如急性感染性疾病（包括骨结核、椎间盘炎、肺炎、阑尾炎）、慢性感染性疾病活动期、血液病、恶性肿瘤、良性肿瘤、急性心脏病、急性高血压、糖尿病、糖尿病性代谢紊乱综合征、电解质紊乱、心脏衰竭、呼吸衰竭、肾脏衰竭、尿毒症、慢性消耗性疾病等通过钩活术不能达到治病作用，甚至会加重病情，使病灶扩散。这类疾病为绝对禁忌证。另外有钩活术适应证同时并存其他病，如果钩活术治疗会加重其他病或引起不良反应者，也视为绝对禁忌证。如存在自发性出血或损伤后出血不止者；局部皮肤有感染、溃疡、瘢痕等患者；肿瘤患者；妇女怀孕期、哺乳期、乳晕周围等。

相对禁忌证指有钩活术的适应证并存在禁忌性兼证时，通过治疗钩活术的适应证对其兼证不产生负面影响或通过控制兼证使其稳定后，可以钩活治疗的一类复杂疾病。如颈椎管狭窄症，兼证是急性高血压病，及时控制血压使其稳定后，便可钩治颈椎管狭窄症；腰椎间盘突出症，兼证是糖尿病，通过控制血糖使其在正常范围，在降糖手段不变的前提下，可以钩活术治疗腰椎间盘突出症；胸椎间盘突出症，兼证是外感发热，通过控制外感发热，症状基本稳定后，可以钩活术治疗胸椎间盘突出症；带状疱疹后遗神经痛，兼证是冠心病，通过控制冠心病，症状和心率在稳定的前提下，可以钩活术治疗带状疱疹后遗神经痛等等。

41. 钩活术需要术前检查吗？

钩活术技术需要术前检查，因为钩活术属于中医的微创类技术，钩鍉针需要进入皮肤减压减张进行钩治，为了保证治疗的顺利进行和临床疗效，必须进行相关的术前检查：

（1）了解一般情况（性别、年龄、职业、生活习惯等）。

（2）体温、脉搏、呼吸、血压、心脏等情况。

（3）化验室检查：

①血常规、血小板、凝血四项、血糖；

②尿常规；

③肝功、乙肝等。

（4）心电图。

（5）X线检查。

（6）CT、MRI 等。

（7）排除其他治病因素的相关检查。

42. 钩活术与针灸学？

中医微创钩活术来源于中医针灸学，又归属于中医针灸学，现列入中医微创类技术。

一、钩活术所用钩鍉针是古九针和新九针的结合体，是钩针和鍉针的结合体

二、钩活术的理论来源于针灸学

1. 中医针灸学督脉理论来源

督脉者，起于下极之腧，并于脊里，上至风府，入属于脑。（《难经·二十八难》）

督脉者，起于少腹，以下骨中央，女子入系廷孔——其孔，溺孔之端也。其络循阴器，合纂间，绕纂后，别绕臀，至少阴，与巨阳中络者合。少阴上股内后廉，贯脊属肾。与太阳起于目内眦，上额交巅上，入络脑，还出别下项，循肩膊内，侠脊抵腰中，入循膂络肾。其男子循茎下至纂，与女子等。其少腹直上者，贯脐中央，上贯心，入喉，上颐，环唇，上系两目之下中央。（《素问·骨空论》）

督脉之别，名曰长强，挟脊上项，散头上，下当肩胛左右，别走太阳，入贯膂。实，则脊强；虚，则头重，高摇之。挟脊之有过者，取之所别也。（《灵枢·经脉》）

督脉起于长强穴，行于腰部、背部、项部正中线，止于龈唇沟中央的承浆穴。督脉联系的脏腑器官主要有胞宫、脊髓、心、脑、喉、鼻、目、口、唇。督之为病，脊强而厥。（《难经·二十九难》）

督脉为病，脊强反折的肆……此生病，从少腹上冲心痛，不得前后，为冲疝；其女子不孕，癃痔遗溺嗌干。（《素问·骨空论》）

督脉，奇经八脉第一脉，主一身之阳气，称为"阳脉之海"，与六阳经密切联系，达到调节全身阳经经气的作用。行于腰背正中，上至头面，与"阴脉之海"行于胸腹正中，上抵颏部的任脉同起于胞中，同出于会阴。

督脉对十二正经气血有蓄积和渗灌的调节作用。当十二经脉及脏腑气血旺盛时督脉能加以蓄积；当人体功能活动需要时，督脉又能渗灌供应。脊柱为人体一身之脊梁，各种运动姿势都与之有关，各脏腑器官的功能都与之密切相关。又有腰为肾之府，背为心之府，颈为脑之府之说，可以说脊柱是运动系统的舵手，督脉是脊柱的纲领。脊柱及脊柱相关疾病的产生是因督脉对十二经蓄积和渗灌的调节不利造成的。又因督脉循行路线：1）起于小腹内，下出于会阴部；2）向后行于脊椎的内部；3）上达项后风府，进入脑内；4）上行巅顶；5）沿前额下行鼻柱。

督脉腧穴长强（络穴）、腰俞、腰阳关、命门、悬枢、脊中、中枢、筋缩、至阳、灵台、神道、身柱、陶道、大椎、哑门、风府、脑户、强间、后顶、百会、前顶、囟会、上星、神庭、素髎、水沟、兑端、龈交。共 28 个腧穴，其部位和主治都与脊柱及相关疾病有关。（表 2－1）

表 2－1 督脉 28 个腧穴的主治疾病表

穴名	部位	主治	
长强	尾端	便血，疼痛，肿物脱出，尿床，烦恼不安，失眠多梦，喜怒无常	痔疾，遗尿，癫痫，精神病，马尾综合征
腰俞	荐骨	腹痛，带下，月经不调，遗精，腰骶部疼痛	盆腔炎，附件炎，不孕不育，性功能障碍，骶髂关节炎，骶尾韧带炎
腰阳关*	腰椎	腹痛，带下，月经不调，遗精，附件炎，腰骶部疼痛	盆腔炎，不孕不育，性功能障碍，骶髂关节炎，骶尾韧带炎
命门*	腰椎	阳痿，遗精，带下，腰痛，腹痛，坠胀，泄泻	性功能障碍，盆腔炎，附件炎，急性腰扭伤，腰椎病，肠炎
悬枢	腰椎	腹痛，腹泻，腰痛，腰酸，僵直	肠炎，腰椎病
脊中	胸椎	腹痛，腹泻，黄疸，喜怒无常，烦恼不安，失眠多梦，腰痛	肠炎，肝胆病，精神病，抑郁症，胸椎病

续表

穴名	部位	主治	
中枢	胸椎	黄疸，呕吐，腰痛，僵直	肝胆病，胸椎病
筋缩	胸椎	胃痛，背痛，僵直，喜怒无常，烦恼不安，失眠多梦	慢性胃炎，胆囊炎，胸椎病，癫痫，精神病
至阳	胸椎	黄疸，咳喘，背痛，僵直	肝胆病，慢性支气管炎，胸椎病
灵台	胸椎	咳嗽，气喘，胸背痛	慢性支气管炎，慢性鼻炎，慢性鼻窦炎，胸椎病
神道	胸椎	咳嗽，心悸，健忘，胸背痛	慢性支气管炎，冠心病，心绞痛，胸椎病
身柱	胸椎	咳嗽，气喘，背痛，僵硬，喜怒无常，烦恼不安，失眠多梦	慢性支气管炎，慢性鼻炎，慢性鼻窦炎，胸椎病，癫痫，精神病，抑郁症
陶道	胸椎	头痛，发热，腹痛，腹泻，寒热往来	高血压，脑膜炎，流感，疟疾
大椎	颈胸椎	咳嗽，气喘，头痛，发热，颈痛，颈强，腹痛，腹泻，寒热往来，喜怒无常，烦恼不安，失眠多梦	慢性支气管炎，慢性鼻炎，慢性鼻窦炎，颈椎病，流感，流脑，高血压，疟疾，精神病
哑门	颈椎	失音，舌强不语，狂躁不安，失眠多梦，喜怒无常	中风，精神分裂症，抑郁症
风府	后头	头痛，眩晕，颈痛，颈强，咽喉肿痛，狂躁不安，失眠多梦，喜怒无常	高血压，梅尼埃综合征，咽喉炎，精神分裂症，抑郁症
强间	后头	头痛，目眩，狂躁不安，失眠多梦，喜怒无常	高血压，精神病，抑郁症
后顶	后头	头痛，眩晕，狂躁不安，失眠多梦，喜怒无常	高血压，梅尼埃综合征，精神分裂症
百会	头顶	头痛，眩晕，口眼歪斜，狂躁不安，失眠多梦，喜怒无常，脱肛，阴挺	高血压，梅尼埃综合征，中风，精神分裂症，痔疾，子宫脱垂
前顶	前头	头痛，眩晕，鼻渊，狂躁不安，失眠多梦，喜怒无常	高血压，慢性鼻窦炎，癫痫

续表

穴名	部位	主治	
囟会	前头	头痛，眩晕，鼻渊，狂躁不安，失眠多梦，喜怒无常	高血压，梅尼埃综合征，慢性鼻窦炎，癫痫
上星	前头	头痛，鼻渊，鼻衄，狂躁不安，失眠多梦，喜怒无常	高血压，慢性鼻窦炎，鼻前庭炎，精神分裂症
神庭	前头	头痛，眩晕，失眠多梦，喜怒无常，烦躁不安	高血压，梅尼埃综合征，癫痫
素髎	鼻尖	鼻塞，流涕，头痛，抽搐，意识不清	鼻炎，鼻窦炎，小儿高热，中毒性菌痢
水沟	人中	口眼歪斜，抽搐，意识不清，狂躁不安，失眠多梦，喜怒无常，腰痛，酸胀，无力	中风，小儿高热，精神分裂症，急性腰扭伤
兑端	上唇	齿龈肿痛，狂躁不安，失眠多梦，喜怒无常	牙龈炎，牙周病，精神分裂症
龈交	齿龈	齿龈肿痛，狂躁不安，失眠多梦，喜怒无常	牙龈炎，牙周病，精神分裂症

本经腧穴主要治疗神志病、热病，腰骶、背项、头部病，胃肠病、四肢关节病、颈腰病、胆病等疾病。

手太阳经腧穴后溪通于督脉。

从督脉理论和督脉的腧穴的部位和主治能明确看出，中医督脉就是现在脊柱的缩影，督脉腧穴所治之疾病都与脊柱有关。要想调节脊柱就要调节督脉。督脉旺，脊柱良，新夹脊83穴位于脊柱的小关节突关节周围，是督脉的近邻，新夹脊83穴与督脉16穴是兄弟腧穴，据此，新夹脊83穴能诊治脊柱及脊柱相关疾病。

2. 中医针灸学膀胱经理论来源

足太阳膀胱经在十二正经当中穴位最多，共计67穴，在脊柱的两侧双线循行（图2-1），从上巅顶（百会）和内眦（睛明）至下小指外侧（至阴），络脑、通脉、联肾、属膀胱，挟脊而进入体腔，是以脊柱为中心，身体各肢体无处不到的经脉。

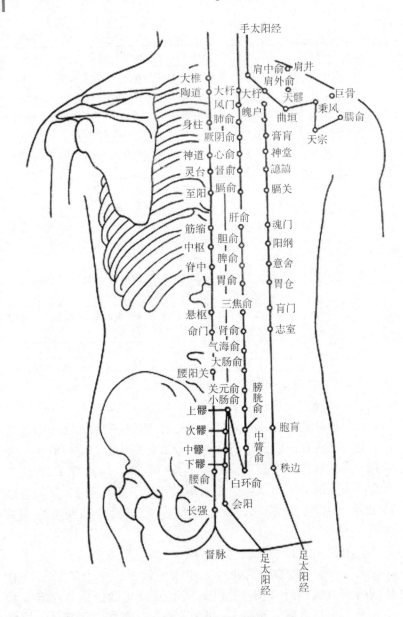

手太阳经

肩中俞　肩井
肩外俞
大椎　　　　　　　　　天髎　　巨骨
陶道　大杼　　　　　　　　　　秉风
　　　风门　大杼　　　曲垣　　　臑俞
身柱　　魄户　　　　　　　天宗
　　　肺俞
　　　厥阴俞　膏肓
神道　心俞　　神堂
灵台　督俞　　譩譆
至阳　膈俞　　膈关

肝俞
　　　　魂门
筋缩　胆俞　阳纲
中枢　脾俞　意舍
脊中　胃俞　胃仓

　　　三焦俞　肓门
悬枢　肾俞　志室
命门　气海俞
　　　大肠俞
腰阳关
　　　关元俞　膀胱俞
　　　小肠俞
上髎　　　　　胞肓
次髎　　　中膂俞
中髎
下髎　　　　秩边
腰俞　白环俞
长强　会阳

督脉　　　足太阳经　足太阳经

图 2 - 1　躯干背面经络及穴位分布

具体循行路线是：1）起于目内眦（睛明）；2）上额；3）交会于巅顶（百会，属督脉）；4）巅顶部支脉：从头顶到颞颥部；5）巅顶部直行的脉：从头顶入里联络于脑；6）回出分开下行项后；7）沿着肩胛部内侧，挟着脊柱；8）到达腰部；9）从脊旁肌肉进入体腔；10）联络肾脏；11）属于膀胱；12）腰部的支脉：向下通过臀部；13）进入腘窝中；14）后项的支脉：通过肩胛骨内缘直下；15）经过臀部（环跳，属足少阳胆经）下行；16）沿着大腿后外侧；17）与腰部下来的支脉会合于腘窝中；18）从此向下，通过腓肠肌；19）出于外踝的后面；20）沿着第五跖骨粗隆；21）至小趾外侧端（至阴），与足少阴经相接。

主要病候：腰病、背病、项病、小便不通、遗尿、癫狂、疟疾、目痛、见风流泪、鼻塞多涕、鼻衄、头痛、臀部以及下肢后侧本经循行部位疼痛等证。

主治概要：本经腧穴主治头、项、目、背、腰、下肢部病证以及神志病，背部内线的背俞穴、外线腧穴及与之平行的腧穴，主治与其相关的脏腑病证和组织器官病证。67个穴位的位置、局部解剖和主治都与脊柱及相关疾病有关。

十二正经"俞穴"全部属于足太阳膀胱经，位于脊柱的两侧，新夹脊83穴位于足太阳膀胱经的内侧线和华佗夹脊穴之间，距两侧（华佗夹脊穴和足太阳膀胱经俞穴）只有0.5寸，其深部是关节突关节和脊神经根周围，钩治或针刺新夹脊83穴，可直接调节华佗夹脊穴和足太阳膀胱经俞穴，此取穴既局部（关节突关节、脊神经根）又整体（膀胱经的十二正经俞穴），所以新夹脊83穴取穴具有实用性。

3. 中医针灸学脏腑经络理论来源

脏腑乃五脏六腑，主一身之功能。经络是联系五脏六腑筋脉肢节的通道，内属脏腑，外络肢节，具有运行气血、濡养周身、抗御外邪、保卫机体的作用。

经络学说是研究人体经络系统的循行分布、生理功能、病理变化及其与脏腑相互关系的一种理论学说。经络是经脉和络脉的总称。经，有路径的含义，经脉贯通上下，沟通内外，是经络系统中的主干；络，有网络的含义，络脉是经脉别出的分支，较经脉细小，纵横交错，遍布全身。《灵枢·脉度》说："经脉为里，支而横者为络，络之别者为孙。"（图 2 - 2）

经络内属于脏腑，外络于肢节，沟通于脏腑与体表之间，将人体脏腑组织器官联系成为一个有机的整体；并借以行气血，营阴阳，使人体各部的功能活动得以保持协调和相对的平衡。所以《灵枢·经别》说："夫十二经脉者，人之所以生，病之所以成，人之所以治，病之所以起，学之所始，工之所止也。"

通过脏腑经络理论我们懂得，人体各种功能活动都是五脏、六腑、经络功能的体现，相反各种疾病的出现也都与五脏、六腑、经络的功能密切相关，治疾病，便是调脏腑、通经络，五脏六腑所对应十二正经的"俞穴"都在背部脊柱旁，所以，在背部十二正经"俞穴"旁取穴（新夹脊 83 穴），治疗脊柱病，也能调理脏腑，治疗十二正经经脉病。

三、钩活术推进和丰富发展了针灸学

1. 强调了无菌操作技术：钩活术的"术"字就是无菌操作，要求在无菌环境中操作，必须具备手术室的环境，最低也要达到处置室的环境；操作者要求常规刷手、穿无菌衣、戴无菌手套；所用针具必须高压灭菌，一人一包一消毒。全程无菌操作。

2. 建立了坐标定位法：丰富了定位取穴的方法，坐标定位法准确无误，随着椎体、脊柱、骨关节的变化而变化，把取穴以数字化的形式用于临床。

3. 改进了针具（钩鍉针）：钩鍉针全部是弯针，力线的方向与传统针具正好相反。传统针具是自外向里，有补法和泻法；钩鍉针是自里向外，也有补法和泻法。针具的改进应该说是针灸的一次大革命。

4. 发现了新夹脊穴：新夹脊穴是遵循脊柱的生理病理变化而产生的一组穴位点，是每个椎体的下关节突在体表的投影，都属于经外奇穴。

5. 腧穴定位与影像学的密切联系：新夹脊穴的定位必须在影

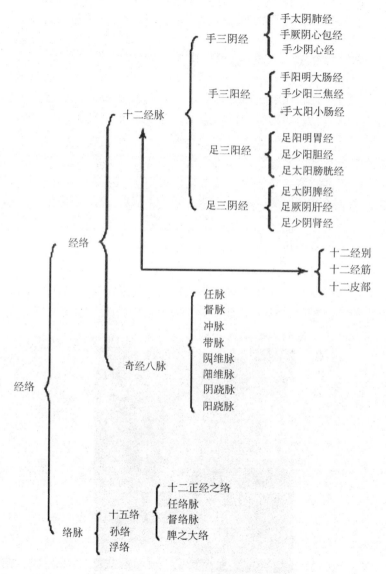

图 2－2　经络系统图

像学指导下按照坐标定位法定位。

6. 丰富了中医理论：钩活术的理论是在"不通则痛、不荣则痛"的基础上增加了减压、减张、疏通、松解、立平衡的新理论。

43. 钩活术与影像学?

钩活术是现代中医的产物,是现代针具、影像学检查、无菌操作、解剖生理病理综合在一起的中医无菌操作技术。靶穴的选取是根据生理解剖位置选取的经外奇穴,定位是在影像学检查结果的指导下进行坐标定位,所以钩活术与影像学联系极为密切。

钩活术的新夹脊穴、骨关节特定穴都是根据影像学检查的结果而确定腧穴位置的,尤其是新夹脊穴利用坐标定位法定位,影像检查是定位的前提,X 线、CT、MRI 各有其特长,在钩活术治疗过程中在不同角度上提供定位和治疗的依据。

1. X 线检查

X 线确定棘突和椎弓根的距离:钩活术根据棘突和椎弓根的位置通过坐标定位法确定新夹脊穴的位置,同时排除禁忌证。

看棘突、椎间隙、旋转、前后位置等。

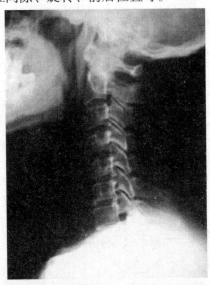

图 2-3　颈椎侧位 X 线诊查到曲度变直

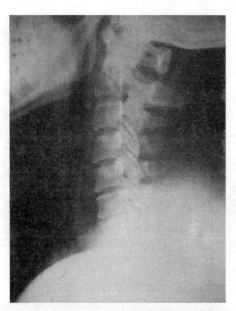

图 2-4 颈椎侧位 X 线诊查到曲度欠佳和 C_5 前缘增生

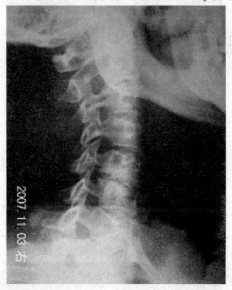

图 2-5 颈椎斜侧位 X 线诊查到 C_5、C_6 椎间孔增生变小

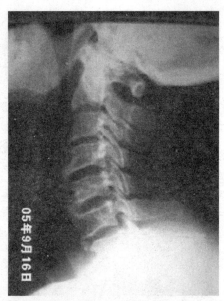

05年9月16日

图 2 – 6　颈椎侧位 X 线诊查到 $C_3 \sim C_6$ 椎体前缘增生搭桥

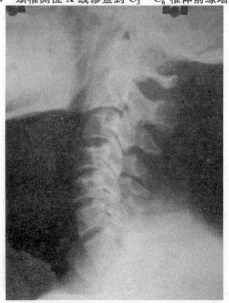

图 2 – 7　颈椎侧位 X 线诊查到 C_4 与 C_5 棘间隙变窄

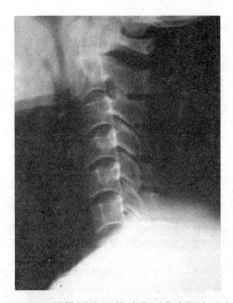

图 2 − 8　颈椎侧位 X 线诊查到曲度轻度反张

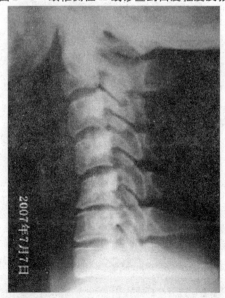

图 2 − 9　颈椎侧位 X 线诊查到曲度反张，C_5、C_6 椎间隙变窄

2. CT 检查

CT 确定椎间盘突出后的大小和位置，尤其是椎弓下椎间孔突出物的大小形态。钩活术根据 CT 的结果确定钩治的节段，同时排除禁忌证。

看椎间盘的退变、突出、脱出、膨出游离、滑脱等。

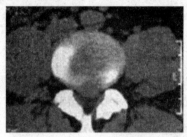

图 2 – 10　CT 诊查到腰椎间盘左后突

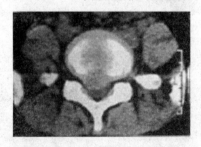

图 2 – 11　CT 诊查到腰椎间盘右后突

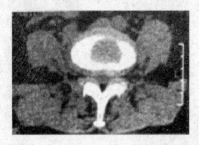

图 2 – 12　CT 诊查到腰椎间盘向周围膨出

3. MRI 检查

MRI（磁共振）确定突出物坠入椎管的状态：钩活术根据 MRI 提供的结果在确定钩治节段的同时确定钩度的大小，同时排除禁忌证。

看椎管大小、椎间盘突出、椎管内异物、肿瘤、结核、脊髓病变等。

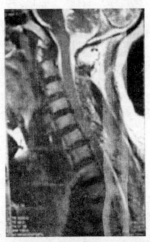

图 2 – 13　MRI 诊查到 C_6、C_7 椎间盘突出

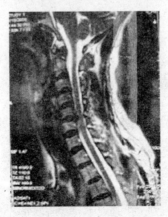

图 2 – 14　MRI 诊查到 C_5、C_6 椎间盘突出致椎管狭窄

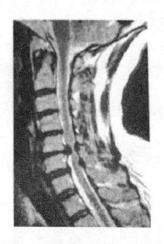

图 2－15　MRI 诊查到 C_5、C_6 椎间盘突出和黄韧带肥厚致椎管狭窄

4. 其他检查：β 射线、椎管造影等

确定钩治的位置，排除禁忌证。

1. 通过 X 线检查：利用坐标定位法，确定所定腧穴的体表投影。

2. 通过 CT 检查：确定病椎、病位、病之左右、病之轻重等。

3. 通过 MRI 检查：确定椎管内的病变、椎管大小的位置和成因等。

4. 通过其他检查：进一步澄清病因、病位。

通过影像学检查才能确定钩活术的穴位、部位、钩治的深度、钩治的程度、钩治的深浅和手法的确定。所以影像学检查是钩活术的基础，没有影像大部分疾病钩活术不能治疗。

44. 钩活术治疗股骨头坏死的疗效与影像关系更密切？

钩活术治疗股骨头坏死的疗效与影像关系要从诊断谈起：

①临床检查　仔细询问病史，包括髋部外伤、应用皮质类固醇、饮酒或贫血史等。询问临床症状，包括疼痛部位、性质、与

负重的关系等。体检包括髋关节旋转活动情况。

②X线检查 依据X线片诊断早期（0、I期）ONFH是不可能的，II期以上的病变可显示阳性改变，如硬化带、透X线的囊性变、斑点状硬化等，III期ONFH可获诊断。推荐的X线摄片为双髋后前位（正位）和蛙式位，后者可清楚显示股骨头坏死的改变。

③MRI检查 MRI对ONFH诊断的敏感度和特异度达96%～99%，是ONFH早期诊断最敏感且最可靠的方法。ONFH的典型MRI改变为T_1WI显示股骨头内蜿蜒状带状低信号，低信号带包绕高或混合信号T_2WI显示双线征，但约20%的患者可缺如。建议同时行T_1及T_2加权序列，对可疑病灶可另加T_2压脂或STIR序列。常规应用冠状位与轴位成像，为更精确估计坏死体积及更清晰地显示病灶，可另加矢状位成像。用Cadonliniu增强的MRI对检测早期ONFH非常有价值。

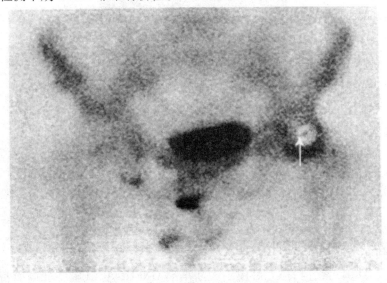

图2－16

核素骨扫描显示热区中有冷区（↑），此为I期骨坏死，修复尚未启动

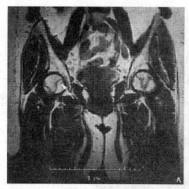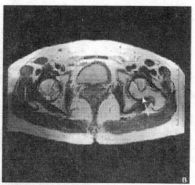

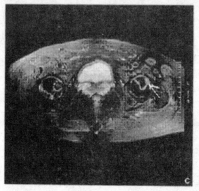

女，53 岁，A. MRI T_1 WI 显示带状低信号带；
B. T_2 WI 显示双线征；C. T_2 抑脂像显示高信号带

图 2 – 17

④CT 扫描　CT 扫描对 Ⅰ 期 ONFH 的诊断无价值，但可更清楚显示 Ⅱ、Ⅲ 期坏死灶的边界、面积、硬化带、病灶的修复状态及软骨下骨折情况。CT 扫描显示软骨下骨折的清晰度与阳性率优于 MRI 及 X 线片。在观察有否软骨下骨折时，轴位价值最大，其次为冠状位，矢状位最差。

⑤核素骨扫描　可用于诊断早期 ONFH，但其敏感度高而特异度低。采用锝标记甲基二磷酸盐扫描，若出现热区中有冷区即可确诊。但仅有核素浓集（热区）则应与其他髋关节疾病鉴别。

此检查可用于筛查早期及多灶性骨坏死。单光子放射断层扫描可增加敏感度，但特异度仍不高。

⑥其他检查 正电子断层扫描，Ga、胶体硫等标记的核素扫描，T₂动态 MRI 灌注血流测定等用于 ONFH 的早期诊断的价值尚在探索中，临床常规应用尚有待研究。

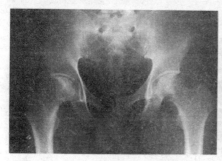
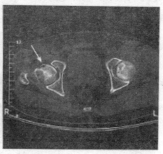

男，38 岁，X 线片未显示软骨下骨折但 CT 二维重建显示软骨下骨板断裂

图 2 - 18

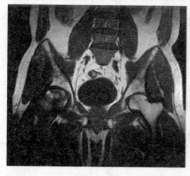
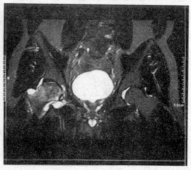

同一患者，MRI 显示骨髓水肿伴关节积液，T₁WI 低信号，T₂WI 高信号

图 2 - 19

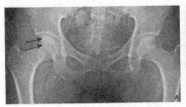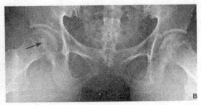

女，24岁，骨坏死Ⅱ期，X线片显示硬化带和片状硬化

图 2 – 20

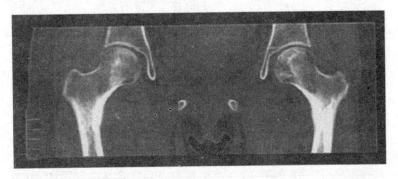

同一患者 CT 扫描可清楚显示坏死病灶

图 2 – 21

通过以上诊断可以看出股骨头的诊断主要是通过影像学，尤其是 MRI 对早期诊断显出了巨大优势，而钩活术治疗股骨头缺血性坏死发现越早效果越好，尤其对一期股骨头坏死效果最好，股骨头坏死应该早发现（早做 MRI）、早诊断、早治疗、早钩活，越早钩活术效果越好，所以钩活术治疗股骨头坏死的疗效与影像关系极为密切。（王瑞）

45. 钩活术的无痛？

钩活术技术常规在钩治前需要低浓度的局部麻醉，既要达到针感的刺激，又不会让病人感到疼痛，所以是无痛的。除利用低浓度局麻外，还可以利用针灸麻醉和心理诱导麻醉。

46. 钩活术皮损有多大?

钩活术使用的针具是中医特异针，不切口，不缝合，只有针眼大小的皮损。所以，钩活术是中医微创类技术。

47. 钩活术伤筋动骨吗?

钩活术操作时钩治的是病变局部的肌肉、韧带、筋膜等软组织，伤不着筋动不着骨。因为其深度按标准达不到骨面，只是在软组织上操作，最深可触及黄韧带，也是软组织。又有些专家把钩活术列入软骨科的范畴。即使钩治黄韧带，只是触及而已，既不钩断，也不拉出，因为触及黄韧带的钩头是微型钩头，有探路和分离作用，钩活术既不伤筋又不动骨。

48. 钩活术有无手术性破坏?

钩活术为保守性治疗，属中医微创类技术，是从中医针灸方面发展而来的无菌操作技术，无介入或植入和取出任何组织，无任何开放切开的破坏，只有针眼大小的皮损，无手术和介入的破坏。

49. 钩活术术后需要缝合换药吗? 会不会感染?

中医微创钩活术治疗过程是无菌操作，只有针眼大小皮损，最大破坏性的针孔直径 1～2mm，远远达不到缝合的尺度，不需缝合。钩活术虽然有针眼大小的皮损，也是全程无菌操作，一人一包一消毒，不需换药，局部针眼 4 天全部愈合，去除辅料即可，不会感染，目前钩活术创造了零感染率。

50. 为什么说钩活术是绿色疗法？

微创绿色：钩活术只有针眼大小的皮损，所以 2013 年国家中医药管理局《中医医疗技术手册》把钩活术列入中医微创类技术。

51. 钩活术需不需要抗菌消炎药？

中医微创钩活术是全程无菌操作，因为只有针眼大小的皮损，按照应用抗生素的原则，不需要预防性使用抗生素。

52. 钩活术会不会损伤神经、血管、椎间盘而造成损伤或瘫痪？

中医微创钩活术技术，钩治的穴位是新夹脊穴和骨关节特定穴，遵循坐标定位法定位，定位准确，毫厘不差。使用的针具是钩鍉针，钩板具有很好的选择性，不会刺伤神经血管。钩活术达到的深度是非常科学的，触及不到神经和血管，更触及不到椎间盘，全部的操作是在椎板的后方进行的，此处没有大血管和大神经，距椎间盘还有"喜马拉雅山"那样远。所以，钩治脊柱和四肢关节周围的软组织不会损伤神经血管，更不会损伤椎间盘，因而不会损伤神经出现瘫痪。

53. 钩活术治疗只需要 10 分钟吗？

中医微创钩活术疗法，病人与病人顺应连续治疗大多数 10 分钟左右完成治疗，但根据病情不同时间有差异，比如脊柱骨关节变形的、同一病人多部位治疗的需要 30 分钟左右完成。单一完成一个病人的一个部位也需要 30 分钟。

54. 钩活术真的能立竿见影吗?

钩活术治疗靶向选穴,特异针具,五通法并用,减压、减张力度大,见效快,部分病人 10 分钟术后,可有立竿见影的效果。部分病人 4~7 天可出现明显的临床疗效,但也有个别病人第一次治疗效果不明显,经过第二次治疗疗效非常显著。还有极个别病人钩活术治疗无效。

55. 钩活术需要做几次?

钩活术治疗退变性脊椎病、四肢关节病、炎症性脊柱病及部分疑难杂症 3 次为一个疗程,1 次治愈不做 2 次,2 次治愈不做 3 次。两次之间间隔 7~14 天,两个疗程之间间隔 21 天。

56. 已做过钩活术,再次复发能否再做钩活术?

钩活术治疗机理是减压、减张、松解、疏通、立平衡,钩活术治疗后病人临床症状消失,证明局部组织病理环境得到了改善,随着时间推移,人体自然老化和生活工作中的劳损,病理环境再次产生,不适症状再现,这时仍可再行钩活术治疗,疗效肯定,这就是钩活术疗法的可重复性。

57. 钩活术有效率是 100% 吗?

钩活术疗法是退变性脊柱和骨关节病保守治疗中的首选方法,任何一种治疗方法都有一定的适应证和有效率,同一种方法治疗不同的患者,治疗同一种疾病,由于个人体质的差异,就可能有的人恢复得快,有的人恢复得慢,对体质太差的病人就有可能没有效果。再则，病情的轻重、病变的部位、病程的长短、疾病的用药情况等都不尽等同。钩活术也不例外，其有效率经临床验证为 94.6%。任何方法治疗任何疾病没有 100%。

58. 钩活术能使突出的椎间盘复位吗？

椎间盘由两层结构组成，外周是无数层纤维环，中间是胶冻样髓核组织，椎间盘突出后出现髓核移位或碎裂，碎裂的髓核不能复位。钩鍉针没有进到椎管内不会钩到椎间盘，不能使椎间盘复位。钩活术钩治的是椎管外软组织，达到椎管内相对减压而使临床症状消失，但急性椎间盘脱出症，经科学和有效的治疗会使脱出的椎间盘吸收，临床已经得到证实。

59. 钩活术疗效与病人调理有关吗？

钩活术的疗效与病人治疗后的调养密切相关，钩活术治疗后需配合合理的休息和适当的饮食，尤其是腰椎病卧床休息多能提高疗效。这就是三分治疗七分保养的疾病。如果保养不当不但影响疗效，还会为疾病的复发打下基础。所以治疗后必须调养保健。

60. 如果钩活术治疗无效影响其他治疗吗？

不会，钩活术疗法是中医针灸的原理，特异钩鍉针在穴位点上操作，钩治局部软组织，如果钩活术无效，选择其他方法治疗，没有任何影响。

61. 钩活术治疗后是否影响椎间盘置换？

钩活术疗法钩治的是脊柱周围的软组织，针眼大小皮损，不缝合，如钩活术治疗后疗效不佳，不影响再行椎间盘置换术。今天钩活后，明天就可做大手术，不影响任何其他治疗。

62. 钩活术过程中出血吗？需不需要输血？

钩活术疗法钩治的是脊柱周围的软组织，钩活术钩治的是新夹脊穴和骨关节特定穴，此处无大血管，针眼大小皮损，五法并用，放血法是五法之一，操作者人为地自针孔向外挤出少量血液，达到放血的目的，瘀血祛新血生，加速血液循环，活血化瘀，舒经活络，出血 0.5～1.0ml，无需输血。

63. 钩活术会不会出现术后疼痛？

治疗后 24～48 小时内针孔稍有不适或轻微疼痛，属正常现象，一般过 48 小时后自然消失。部分病人 48 小时之后或更长时间针孔局部仍有轻微不适或疼痛，为针孔疼痛。不需要特殊处理。对于 7 天后，针孔局部有不适感，可采用局部轻度按揉的方法、局部湿热敷、毫针刺激局部穴位点等。14 天大部分都能消失，仅有个别人不适时间可能稍长，但是针孔局部不适，不影响第二次钩活术治疗。

64. 钩活术后局部异样感？

治疗后 5 天以上，有 5% 的病人局部皮肤有异常的感觉如麻木不仁、蚁行感、异样感等，但是其他症状好转或消失，局部皮肤颜色及其局部功能全部正常。原因是在钩治过程中，影响了局部的皮神经所致。一般 2～3 周自然消失，最长 3 个月，或通过轻度按揉和热敷，促使症状迅速消失，一般不需特殊处理。

65. 钩活术需要住院吗？

钩活术需不需住院要看病情的轻重，大部分需要住院治疗，钩活术治疗退变性脊柱及四肢关节病住院治疗有一定的优势：①住院观察病人局部针孔的恢复情况；②住院医生指导病人休息的体位可减轻病人痛苦；③住院配合静脉给药活血化瘀、营养神经可辅助临床疗效；④住院病人可随时咨询医生的病情变化，住院医师也可随时掌控疾病的发展或好转情况，更有效地控制疾病。

66. 钩活术能不能根治疾病？

钩活术是中医特异针疗法，为众多保守治疗方法中的其中一种，在无菌环境下局麻后钩治，无痛、安全、绿色、见效快、临床有效率为 94.6%，是一种较好的保守治疗办法。在医学上"根治"一词要看是针对哪类疾病，比如说阑尾切除术可视为根治；眼球摘除可视为根治；人体内的某一器官出现了不适症状，经治疗后症状消失，但因外界环境和自身体质的变化都可能再次发病。钩活术治疗的是退变性疾病，人体的老化退变是自然现象，又是病理产物，当这些病理产物刺激、压迫了周围的脊髓、神经、血管及其软组织就导致了临床症状的出现。钩活术的治疗机理是减压、减张、松解、疏通、立平衡，并未去除病理产物，而是达到了局部相对平衡状态而使临床症状消失，延缓人体局部关节及软组织的退变。退变性脊柱关节病是不能"根治"的，这是人体衰老的生理现象和积累性劳损的结果。但是钩活术治病的原理是改善周围软组织的环境，既治已病，又治未病，从根本上解除了疾病产生的环境，这是治"根"之法。

67. 钩活术有年龄限制吗?

中医微创钩活术有年龄限制,最小年龄不能低于 8 周岁,最大年龄一般不超过 90 岁,对年龄较大的病人,一定要辨证病人的禁忌证和体质的承受能力,成年人不论哪个年龄阶段出现了退变性脊柱及四肢关节病在没有禁忌证的前提下,都可行钩活术治疗。

68. 10 岁的儿童会不会患颈椎病?

10 岁的儿童颈椎生理弯曲已基本形成,由于长时间低头学习或睡眠时姿势不正确,常常会出现生理弯曲改变,出现颈部僵硬、疼痛、头晕、头痛等而形成颈椎病。10 岁的儿童得了颈椎病可以钩活术治疗。钩活术不但使临床症状消失,最关键的是帮助患儿尽快建立正常的生理弯曲,一旦建立了正常的生理曲度,等于彻底治愈了颈椎病,但是必须保护好颈椎,使曲度处于长时间的保持状态,防止颈椎病的复发。

69. 钩活术的安全?

通过以上了解:①钩活术在软组织上操作,限定其深度,不会钩伤神经、血管、脊髓、骨骼;②钩活术局部使用低浓度局麻,达到既不影响针刺的针感,也不会使病人疼痛,所以是无痛微创的;③术后无需口服抗生素以防感染,而且钩活术是可重复治疗的中医微创技术;④微创、不用激素、力(立)平衡、功能恢复、治未病等,体现了绿色疗法。所以中医微创钩活术是非常安全的绿色疗法。

70. 钩活术能否治疗手术失败综合征（FBSS）？

钩活术治疗手术失败综合征是钩活术疗法的最大优势，因为手术失败综合征不能再行大手术治疗，只能采取保守疗法。保守疗法中所有的方法都是解除粘连、舒筋活络、畅通气机、减压减张，在各种疗法的针具中，只有钩活术所用的钩鍉针是自里向外钩割挑，是其他疗法不能做到的减压、减张法，所以钩活术治疗手术失败综合征是尽显优势。

71. 钩活术治疗后需要配合牵引和按摩吗？

钩活术治疗颈腰椎病无需配合牵引和按摩，脊柱正常的生理曲度可维系颈腰椎的稳定性和协调性，牵引可使其生理曲度人为地变直，尤其对脊髓型的颈椎病，不能牵引和按摩治疗，牵引可使椎管变得更细，周围病理性物质对其压力更大。按摩疗法禁忌证较少，是比较好的方法，但也应注意其手法的轻重，重按摩而导致脊髓、神经水肿的意外时有发生，必须引起注意。但对股骨头坏死和膝关节骨性关节炎可适当配合牵引治疗。目的是牵引减压可改善局部供血。

72. 钩活术能治颈性眩晕和生理曲度欠佳吗？

可以。

颈性眩晕既是椎动脉型颈椎病的症状或部分交感型颈椎病的症状，亦称为"颈性偏头痛""椎动脉压迫综合征"。

椎动脉经锁骨下动脉分出后，从 C_6 横突孔进入各颈椎的横突孔，走行于各椎体旁，向上经寰椎的椎动脉切迹进入枕骨大孔，于颅内左右椎动脉合成基底动脉，参与构成脑－基底动脉环。在颈椎的横突孔中，由于颈椎（尤其是 $C_{4,5}$ 或 $C_{5,6}$ 水平）的钩椎关节有向侧方增生的骨赘时，或椎体半脱体或上关节突向前方滑脱时，压迫椎动脉，刺激椎动脉周围的交感神经丛，使得椎动脉痉挛或扭转，管腔狭窄，导致完全或不全阻塞，影响椎－基底动脉的血液供应，引起一系列的临床症状。主要表现为椎－基底动脉供血不足的一系列症状，其中最常见的有头痛、眩晕和视觉障碍。

"钩活术"通过松解椎动脉周围的肌肉、韧带、筋膜组织，局部压力减轻，张力减小，达到疏通的目的，使椎动脉血液供应改善，从而缓解症状，可以说是从根本上治疗疾病。

正常脊柱各段因人体生理的需要，均有一定弯曲弧度，称为生理曲度。胸段和骶段凸向后方，在婴儿出生时即存在，称为原发曲度；颈段和腰段凸向前方，往往是当幼儿能抬头及站立时才逐渐形成，称为继发曲度。继发曲度的形成一般是由于负重后椎体及椎间盘前厚后薄（以椎间盘为主）所致。形成颈椎中段的前凸弧度，这在 X 线侧位片上看得很清楚。颈椎生理曲度的存在主要是为了增加颈椎的弹性，吸收、减轻和缓冲外力的震荡，使颅脑、脊髓免受损害。长期不良的姿势，导致椎间盘髓核脱水、退变，颈椎的前凸逐渐消失。生理曲度一旦消失是很难恢复的，X线侧位片上可见颈椎的生理曲度欠佳或消失，从而形成颈椎病。

年轻人 20 岁以前，由于椎间盘脱水并不明显，可能经正确的姿势，随着颈部的活动，生理曲度可以恢复一部分，但成年人、老年人是不能恢复的。"钩活术"可以通过钩治颈椎旁新夹脊穴，协调颈椎的平衡，解除颈部软组织的牵拉，从而解除或明显缓解症状。另外 25 岁以下的年轻人在颈部肌肉得到协调的前提下，枕一个合理的生理曲度保健枕，经过 6 ~12 个月的时间，大部分生理曲度有明显的改善，老年患者尤其是畸形、增生不能恢复，但大多可以解除临床症状。

73. 钩活术能治脊椎管狭窄的理论是什么？

脊椎管狭窄的病因病理很复杂，可分为原发性椎管狭窄和继发性椎管狭窄。

（1）原发性椎管狭窄：较少见，表现在椎管前后径和横径呈均匀一致性狭窄。包括先天性短椎根、椎弓根内聚、椎板肥厚、软骨发育不全、先天性椎弓峡部不连及滑脱、先天性脊柱裂等，除造成骨性椎管狭窄外，还可因软骨、纤维组织和瘢痕组织增生及粘连压迫硬膜和神经根。

（2）继发性椎管狭窄：随着年龄的增长，腰椎附件和软组织等都可发生退行性变，造成椎管狭窄。

1）退变性椎管狭窄是最常见的原因。退变一般先发生于椎间盘，椎间盘退变后其弹性生物力学功能减退，椎间隙变窄，韧带松弛，后关节紊乱，从而继发椎管骨、纤维性结构的肥大、增生，引起椎管狭窄。

2）骨病和创伤：椎间盘突出症、畸形性骨、脊柱结核、肿瘤、创伤等可造成解剖关系变化，引起椎管狭窄。

3）医源性椎管狭窄手术创伤及出血造成椎管内瘢痕组织增生及粘连；骨移置或融合术后，椎板增厚或黄韧带的增厚；手术破坏了脊椎的稳定性，继发创伤性骨、纤维结构增生，导致椎管狭窄。

其中退变性腰椎管狭窄症是最常见的一种类型。随着社会老龄化不断进展，老年人口数量的增加，人均寿命的延长，脊柱退行性变引起的疼痛和功能障碍也越来越多。多数学者指出，长期的严重卡压与炎症反应，神经发生了不同程度的病理改变，如神经根炎症、神经根纤维变性、神经根营养障碍、神经根传导性损害等，脊髓缺血、变性，甚至坏死使椎管内环境紊乱，导致临床症状出现。反过来又影响椎管外软组织的功能，同时使围成椎管周围的小关节进一步紊乱，形成了一种愈燃愈烈的恶性循环状态。钩活术疗法根据影像学检查结果，在无菌环境下运用钩鍉针钩治脊柱旁肌肉、韧带、筋膜等软组织，通过减压、减张、松解、疏通、活血通络、畅通气机，调整脊柱周围肌群之间的异常应力，改善脊柱周围血液循环，增进椎管内外组织的血液供给，促进致炎物质的吸收和代谢，纠正小关节紊乱，使绝对狭窄的椎管变为相对狭窄，重建椎管内外平衡，达到治病的目的。

74. 钩活术会不会失败？

钩活术疗法不会造成失败，因为钩活术疗法是无痛微创、绿色安全的中医疗法，不会损伤任何重要器官，所以不会失败。但是钩活术疗法有效率不是100%，有效率在90%左右，掌握此技术安全情况是100%。

75. 介入疗法治疗后能否再应用钩活术疗法？

介入疗法包括胶原酶溶核术、激光切吸术、臭氧疗法、射频热凝术等。

胶原酶全称胶原蛋白水解酶，其化学本质是蛋白质，是一种有高度特异性的生物催化剂，是唯一能作用于胶原组织螺旋结构的酶，能在生理 pH 值及温度条件下水解胶原纤维。当外源性胶原酶以酶原的形式大量注入病变的椎间盘内，结果引起椎间盘自溶，由于椎间盘的总体积明显缩小，从而使突出物减小或消失，对神经组织的压迫得以缓解或消毒，同时临床症状得以改善或消失。

激光切吸术是利用激光的高热量和穿透作用使髓核气化，然后把气化形成的气体抽吸体外，使纤维环回纳而达到治病作用的。臭氧疗法治病原理类同激光切吸术。

放射频率治疗技术是通过穿刺针精确输出的超高频无线电波

穿过细胞使局部组织被加热毁损或被切割。因此，又称为射频热凝或射频毁损。神经被热凝毁损后可达到长期阻断或改变神经传导而解除疼痛的目的。从而使神经根压迫症状减轻或消失。

早期结果令人鼓舞，但远期疗效却不容乐观，这可能是多种因素造成的，随着椎管狭窄的自然老化，出现明显的功能丢失。一部分还出现其他的脊柱问题，从医源性的不稳定到脊柱其他部位出现狭窄等等。

钩活术疗法是对椎管外的软组织减压、减张、松解、疏通，重建脊柱力平衡，从而得到椎管内相对减压，而使神经根压迫症状减轻或消失。对上述治疗后出现的腰腿痛仍可钩活术治疗。

76. 钩活术能治疗老年腰椎间盘突出症吗？

老年腰椎间盘突出症可以钩活术治疗。

老年腰椎间盘突出症，部分是原有椎间盘突出，症状较轻或经保守治疗好转，后随年龄增加，退变增生的因素参与，病程长，多合并椎管狭窄。产生椎管狭窄而再度出现或加重症状而就诊。少数是60岁以后新发生的突出，即退变的髓核及纤维环破裂后凸，突出组织块较大，突出多为破裂型或脱出型。病程短，外伤后突发疼痛。发病急，高位椎间盘突出症的发生率多，马尾神经受压症状明显。另外，老年人常同时有老年性疾病表现。如心血管病、糖尿病、肺气肿、溃疡病或前列腺增生等。影像学检查均有不同程度的增生，小关节肥大，椎间隙狭窄，椎间盘常有真空现象等。

钩活术治疗老年腰椎间盘突出症定位困难，因大多出现脊柱侧弯、椎体侧摆、旋转等改变，定位时要采用坐标定位法；使用的针具多，通常需要配合使用深软型钩鍉针；钩治的手法繁琐，大多需要重深软手法；兼顾治疗的疾病多，因老年人常合并其他系统的疾病。

77. 钩活术与癌痛？腰腿痛骨转移？

癌痛不能钩活术治疗。

例1：中老年男子腰腿痛要小心前列腺癌骨转移。由于前列腺癌早期可以表现为小便次数增多、排尿不爽、尿射不远等，症状与前列腺增生完全一样，容易为男性所忽视。等到了晚期，会出现血尿、严重的排尿困难，发生了骨转移就会有腰痛、腰骶部疼痛，甚至病理性骨折等情况。近年来，前列腺癌患者有增多的趋势，并且多见于中老年男性。由于癌症早期症状易被忽略，出现骨转移的症状又常常被误认为是中老年的骨质疏松症状，因而被再次忽略而延误治疗，等出现血尿、明显的排尿困难等症状时，往往已经属于晚期。虽然晚期的病人经过合理的治疗可以获得满意的症状缓解，有的可生存5~10年，但如果早期手术的话，可以获得根治。为此，50岁以上的男性，最好每年做一次泌尿系检查，如果排尿不畅同时又有腰腿痛、骨盆及髋关节疼痛应及时到医院就诊。

例2：《新医学》2004年12月第35卷第12期第752页报道《肩痛医肩痛难止，只缘病因是肺癌》一文报道1例肺癌的误诊经过——患者，男，65岁。因左肩、左上肢疼痛1周就诊。1周前患者突然感到左肩、左上肢持续性剧痛，尤以夜间为重，并伴有左上肢轻微肿胀和伸抬困难，不伴有发热、咳嗽、胸痛。既往身体健康，有30年吸烟史。体格检查：老年男性，神志清晰，痛苦面容，全身皮肤、黏膜无黄染，浅表淋巴结未触及。胸廓无畸形，心、肺无异常，腹部无阳性体征。颈椎无畸形，活动正常，颈椎6~7棘突有压痛，椎孔压缩试验阴性，臂丛牵拉试验阳性。左肩无红肿，左肩胛骨内缘广泛压痛，左上肢皮温稍低、轻肿胀，自行抬起困难，左手小鱼际肌萎缩。根据患者的症状和体征，考虑有颈椎间盘突出的可能，遂行颈椎CT检查，结果示颈6~7椎间盘突出。给予布洛芬0.3g，每日3次，并辅以中医针灸、理疗两周，疼痛无缓解。转上级医院会诊，以颈椎间盘突出（神经根型）收住院准备手术。住院期间疼痛加重，并出现左锁骨上区肿胀，经肺部 CT 检查确诊为左肺上沟癌，后经放射治疗疼痛缓解，但左上肢功能未恢复。10 个月后检查肺癌已发生转移，胸 2 椎体受累，脊髓受压迫，出现下肢瘫痪，大、小便失禁，最终死于呼吸衰竭。误诊原因分析：①接诊医生思路狭窄，先入为主，当 CT 检查结果和自己的推测吻合时就再不做必要的鉴别诊断，也没有仔细考虑是否合并其他疾病；②询问病史不够详细，尽管本例病人没有肺癌的典型症状：咳嗽、胸痛、发热等，但明确诊断后仔细追问病人有平卧位胸闷、憋气；③肺上沟癌临床少见，对其缺乏认识。肺上沟癌又称 Pan coast 癌，该处的肿瘤极易侵犯胸廓内的一些重要解剖结构，引起一系列的临床征象。该例病人没有出现典型的肺上沟癌的霍纳（Horner）综合征（同侧瞳孔缩小，眼睑下垂及面部无汗），也是误诊的一个原因。此病例提醒广大医务人员在工作中要广开思路，细究其因，切忌先入为主，头痛医头，肩痛医肩。

［山东青岛钢铁集团公司卫生处（266043）　苗艳芝］

摘自《新医学》2004 年 12 月第 35 卷第 12 期第 752 页

78. 钩活术的近期疗效与远期疗效？

首先看一看钩活术的近期疗效。

颈椎病

有效率 94.6%，其中脊髓型效果最差 86.6%，颈型效果最好 98%。

腰椎间盘突出症

有效率 94.8%，脱出型效果最差 86.1%，急性期膨出型效果最好 97.1%。

颈腰椎管狭窄症

有效率91.8%，急性期效果最好。

FBSS（手术失败综合征）

有效率90.1%，急性期效果最好。

强直性脊柱炎

有效率92.8%，急性期效果最好。

脊柱相关疾病

有效率94.6%，急性期效果最好。

四肢关节退变疾病

有效率93.8%，急性期效果最好。

关于钩活术远期疗效，看一组图表观察。

神经根型颈椎病图表观察

2001年选择了不同年龄段共550例神经根型颈椎病病人进行了5年的跟踪观察，结果如下。

表2-2 550例神经根型颈椎病病人跟踪观察结果

年份		年龄					年反弹率
		20~30（110例）	30~40（110例）	40~50（110例）	50~60（110例）	60以上（110例）	
反弹倒数	2001年	0	0	0	1	2	0.55%
	2002年	0	0	0	2	3	0.90%
	2003年	1	2	2	3	3	2.18%
	2004年	3	3	4	6	4	3.64%
	2005年	4	5	6	8	6	5.27%
年龄段反弹率		7.2%	0.90%	10.9%	19.0%	16.3%	总反弹率12.5%

年龄越小反弹率越低，年龄在50~60岁反弹率最高，反弹率与钩治后年限成正比，总反弹率12.5%。

颈型颈椎病图表观察

2001年选择了不同年龄段共550例颈型颈椎病病人进行了5

年的跟踪观察，结果如下。

表2-3 550例颈型颈椎病病人跟踪观察结果

年份		年龄					年反弹率
		20～30（110例）	30～40（110例）	40～50（110例）	50～60（110例）	60以上（110例）	
反弹倒数	2001年	0	0	0	0	0	0.00%
	2002年	0	1	1	2	2	1.09%
	2003年	0	1	2	2	3	1.45%
	2004年	1	2	3	5	4	2.73%
	2005年	2	3	4	6	4	3.45%
年龄段反弹率		2.72%	6.36%	9.09%	14.54%	12.72%	总反弹率8.72%

年龄越小反弹率越低，年龄在50～60岁反弹率最高，反弹率与钩治后年限成正比，总反弹率8.72%。

脊髓型颈椎病图表观察

2001年选择了不同年龄段共550例脊髓型颈椎病病人进行了5年的跟踪观察，结果如下。

表2-4 550例脊髓型颈椎病病人跟踪观察结果

年份		年龄					年反弹率
		20～30（110例）	30～40（110例）	40～50（110例）	50～60（110例）	60以上（110例）	
反弹倒数	2001年	0	1	1	2	1	0.90%
	2002年	1	2	3	5	3	2.54%
	2003年	2	4	6	9	8	4.90%
	2004年	4	7	10	15	14	9.09%
	2005年	7	10	13	20	17	12.18%
年龄段反弹率		12.7%	21.8%	30%	46.3%	39.0%	总反弹率30%

年龄越小反弹率越低，年龄在50～60岁反弹率最高，反弹率与钩治后年限成正比，总反弹率30%。

椎动脉型颈椎病图表观察

2001 年选择了不同年龄段共 550 例椎动脉型颈椎病病人进行了 5 年的跟踪观察，结果如下。

表 2－5　550 例椎动脉型颈椎病病人跟踪观察结果

年份	年龄					年反弹率
	20~30 (110 例)	30~40 (110 例)	40~50 (110 例)	50~60 (110 例)	60 以上 (110 例)	
反弹倒数 2001 年	0	0	1	1	2	0.72%
2002 年	0	1	1	2	3	1.27%
2003 年	1	2	3	4	3	2.36%
2004 年	3	3	4	7	4	3.81%
2005 年	4	5	6	8	7	5.45%
年龄段反弹率	7.27%	10%	11.8%	18.1%	16.3%	总反弹率 13.6%

年龄越小反弹率越低，年龄在 50~60 岁反弹率最高，反弹率与钩治后年限成正比，总反弹率 13.6%。

交感型颈椎病图表观察

2001 年选择了不同年龄段共 550 例交感型颈椎病病人进行了 5 年的跟踪观察，结果如下。

表 2－6　550 例交感型颈椎病病人跟踪观察结果

年份	年龄					年反弹率
	20~30 (110 例)	30~40 (110 例)	40~50 (110 例)	50~60 (110 例)	60 以上 (110 例)	
反弹倒数 2001 年	0	1	2	3	2	1.45%
2002 年	0	1	2	5	3	2.00%
2003 年	1	2	3	5	4	2.90%
2004 年	3	3	4	4	4	3.81%
2005 年	4	5	6	10	7	5.81%
年龄段反弹率	7.27%	10.9%	15.45%	27.2%	18.1%	总反弹率 15.8%

年龄越小反弹率越低，年龄在 50~60 岁反弹率最高，反弹

率与钩治后年限成正比，总反弹率15.8%。

食管压迫型颈椎病图表观察

2001 年选择了不同年龄段共 550 例混合型颈椎病病人进行了 5 年的跟踪观察结果如下。

表 2 – 7　550 例混合型颈椎病病人跟踪观察结果

年份		年龄				年反弹率
		20 ~ 30 （110 例）	30 ~ 40 （110 例）	40 ~ 50 （110 例）	50 ~ 60 （110 例）	60 以上 （110 例）	
反弹倒数	2001 年	0	1	2	3	2	1.45%
	2002 年	1	2	3	5	6	3.09%
	2003 年	2	3	4	8	7	4.36%
	2004 年	3	5	5	9	8	5.63%
	2005 年	4	5	6	12	9	6.54%
年龄段反弹率		9.09%	14.54%	19.09%	33.63%	29.09%	总反弹率21.09%

年龄越小反弹率越低，年龄在 50 ~ 60 岁反弹率最高，反弹率与钩治后年限成正比，总反弹率21.09%。

椎间盘突出型图表观察

2001 年选择了不同年龄段共 550 例椎间盘突出病人进行了 5 年的跟踪观察，结果如下。

表 2 – 8　550 例椎间盘突出病人跟踪观察结果

年份		年龄				年反弹率
		20 ~ 30 （110 例）	30 ~ 40 （110 例）	40 ~ 50 （110 例）	50 ~ 60 （110 例）	60 以上 （110 例）	
反弹倒数	2002 年	0	0	1	1	2	0.72%
	2003 年	0	1	1	2	2	1.09%
	2004 年	0	2	3	3	3	2.00%
	2005 年	1	3	4	5	3	2.90%
	2006 年	2	3	4	6	4	3.45%
年龄段反弹率		2.72%	8.18%	11.8%	15.4%	12.7%	总反弹率10.18%

年龄越小反弹率越低，年龄在 50~60 岁反弹率最高，反弹率与钩治后年限成正比，总反弹率 10.18%。

椎间盘膨出型图表观察

2002 年选择了不同年龄段共 550 例椎间盘膨出病人进行了 5 年的跟踪观察，结果如下。

表 2-9　550 例椎间盘膨出病人跟踪观察结果

年份		年龄					年反弹率
		20~30 (110 例)	30~40 (110 例)	40~50 (110 例)	50~60 (110 例)	60 以上 (110 例)	
反弹倒数	2002 年	0	0	1	1	1	0.72%
	2003 年	0	1	1	2	2	1.09%
	2004 年	0	1	3	3	3	1.81%
	2005 年	1	2	3	4	2	2.18%
	2006 年	2	3	4	5	4	3.45%
年龄段反弹率		2.72%	6.36%	10.90%	13.63%	10.90%	总反弹率8.90%

年龄越小反弹率越低，年龄在 50~60 岁反弹率最高，反弹率与钩治后年限成正比，总反弹率 8.90%。

椎间盘脱出型图表观察

2002 年选择了不同年龄段共 550 例椎间盘脱出病人进行了 5 年的跟踪观察，结果如下。

表 2-10　550 例椎间盘脱出病人跟踪观察结果

年份		年龄					年反弹率
		20~30 (110 例)	30~40 (110 例)	40~50 (110 例)	50~60 (110 例)	60 以上 (110 例)	
反弹倒数	2002 年	0	0	1	2	1	0.73%
	2003 年	1	2	2	4	3	2.18%
	2004 年	1	3	3	5	4	2.90%
	2005 年	3	4	5	7	6	4.54%
	2006 年	4	5	7	9	10	7.63%
年龄段反弹率		8.18%	12.7%	16.36%	24.54%	21.81%	总反弹率16.72%

年龄越小反弹率越低，年龄在 50～60 岁反弹率最高，反弹率与钩治后年限成正比，总反弹率 20.9%。

手术失败综合征图表观察

2002 年选择了不同年龄段共 550 例 FBSS 病人进行了 5 年的跟踪观察，结果如下。

表 2－11　550 例 FBSS 病人跟踪观察结果

年份		年龄					年反弹率
		20～30 （110 例）	30～40 （110 例）	40～50 （110 例）	50～60 （110 例）	60 以上 （110 例）	
反弹倒数	2002 年	0	1	2	3	3	1.63%
	2003 年	1	2	3	8	7	3.81%
	2004 年	2	3	4	10	8	4.90%
	2005 年	3	5	6	11	10	6.36%
	2006 年	5	6	8	14	11	8%
年龄段反弹率		10%	15.45%	20.9%	41.8%	35.45%	总反弹率 24.72%

年龄越小反弹率越低，年龄在 50～60 岁反弹率最高，反弹率与钩治后年限成正比，总反弹率 24.72%。

下面看一组来自国外的手术远期疗效情况数据：

此表来源于《脊柱手术失败》　原著：Marek　Szpalski

Rorbrrt　Cunzburg

主　译：党耕町

什么是手术失败综合征？

手术失败综合征是脊柱手术后的一种临床状况，指患者经历一次或几次脊柱手术而没有获得满意的长期症状缓解，存在持续的或复发的下腰痛和（或）下肢痛。本综合征是由一组包括疼痛、功能缺失、心理障碍以及由于腰腿痛而引起的功能障碍所构成。

选自《脊柱手术失败》第 93 页

手术失败的原因?

适应证的扩宽，手术量的扩大，追求经济效益，跨级别手术，追求外固定装置，手术技术组合不到位，技术不到位，破坏性失稳，手术中不可逾越的并发症：血肿、椎间盘炎、假性脊髓膜膨出、无菌性神经根炎、无菌性蛛网膜炎、棉织品瘤、椎管狭窄、瘢痕粘连等。

选自《脊柱手术失败》第 107 – 118 页

手术失败率是多少?

手术失败率有三个数字：

第一是 8% ~ 25%（选自《脊柱手术失败》第 93 页）。

第二是翻修手术的失败率 62% ~ 83%（选自《脊柱手术失败》第 103 页）。

第三是手术后硬膜外纤维化变性概率高达 75%。

（选自《脊柱手术失败》第 93 页）。

手术失败综合征是手术医生的失败：

第一种失败：

忽视了多数诊断方法不能准确地指明疼痛来源。

第二种失败：

忽视对于慢性腰痛患者手术方法缺少科学依据的问题（除外特殊疾病）。

第三种失败：

器械公司和（或）能说会道的同事推荐新的昂贵内植物。

第四种失败：

没有批判的阅读关于腰痛手术的文章，特别是再次手术。

第五种失败：

忽视社会—心理因素的预测价值，尤其是对于再次手术患者。

选自《脊柱手术失败》第 188 页

手术成功后的远期疗效（反弹率）如何?

咱们共同分享来自《中国脊柱脊髓杂志》的报道

《中国脊柱脊髓杂志》2010 年第 20 卷第 12 期

腰椎间盘切除术后远期复发再手术的临床特点与治疗效果观察

北京大学第一医院骨科，李宏等

目的：探讨和评价腰椎间盘切除术后远期复发患者再手术的临床特点及治疗效果。

方法：回顾性分析我科自 2001 年 3 月至 2008 年 2 月诊断为腰椎间盘切除术后复发且复发距首次手术时间超过 5 年的 35 例患者临床资料。

结果：主观满意度优 14 例，良 17 例，中 4 例。再次术中发生脑脊液漏 4 例，术后出现伤口积液 3 例，无神经损伤等严重并发症出现。

结论：腰椎间盘切除术后远期复发患者中腰椎矢状位曲线异常有较高的发生率，35 例病人中 5 年。平均反弹率是 $21 \div 35 = 60\%$。

手术的近期、远期疗效和钩活术的近期、远期疗效的对照：

手术近期成功率：平均 75% ~92%。

钩活术近期有效率：平均 92% ~94.6%。

手术远期反弹率：平均 60%。

钩活术远期反弹率：平均 17.37%。

再次手术成功率：平均 17% ~38%。

再次钩活有效率：平均 92% ~94.6%。

钩活术后的反弹治疗情况：

2000—2005 年，5 年共钩治病人 21000 例，2006 年年初，反弹人数 3648 例，占总数的 17.37%。

再次钩活术治疗 1680 例反弹病人，钩治 1~3 次不等，再次钩活接受率 100%，有效率 94.6%。

其他中医疗法治疗情况及对照不再详述。

通过多组数据和对照观察综合分析发现：

钩活术远期疗效是肯定的，对反弹病人依然可以重复治疗。依然有很好的疗效。

钩活术近期疗效好。

远期疗效得到了肯定。

而且是可重复治疗的中医微创绿色疗法。

第三章　钩活术的术后与保健

79. 钩活术术后注意事项？

A. 术后 4 天去除敷料，4 天后针眼局部湿热敷 2~3 天，2/日（关节腔积液患者不能湿热敷），一次约 10 分钟，根据情况 7~14 天酌情做下一次。术后禁食海鲜、辛辣、酒类、菌类等食物；5 天内不能洗浴、足浴、足疗；不要过度劳累（腰椎疾患术后要卧床 4~7 天）、有足够的睡眠、合理膳食，防六淫七情导致旧病反弹和复发。其反弹也有规律，即 48 小时、3 天、7 天、14 天，根据病情及反弹情况再进一步治疗。应保养 3 个月为期限，因伤筋动骨 100 天，3 个月过后也必须保健调养，严防反弹。

B. 糖尿病病人注意血糖、血脂的变化，高血压病人注意血压的变化。

C. 注意休息，讲究卫生，防止感染，性生活节制，生活有规律，禁烟酒，合理营养，避免受风着凉，有其他病或在治疗中、治疗后又有他病出现，要及时治疗，此时颈腰病可暂缓治疗。

（1）颈椎病：治疗后注意活动颈部，不长时间一个姿势，不躺着看书、看电视。争取每天做颈保健操，其幅度要因人而异（但术后前 4 天未去除敷料前不能做颈保健操）。保健枕每天仰卧位 15 分钟（但对胸腰椎退变、驼背明显或强直性脊柱炎病人不能仰卧而只能侧卧位者不要求仰卧位，并且应把保健枕的下方垫起来，适应其病理变化为基准），以后可随意或延续，仰卧位时颈椎部一定要枕在保健枕较软的舌头部位，使其产生正常颈椎生理曲度，使颈椎和枕骨产生生理性的协调，既保健又治病，保健枕要枕 1～2 年，天天枕保健枕，其他注意看 A、B、C。

（2）腰椎病：治疗后注意卧硬板床 1～7 天，卧床期间在床上可随意活动和翻身，饮食的位置以侧卧位为最佳，以最为舒适的姿势为卧位准则，但不要坐位、站位、下蹲位，如需大便一定要在高位大便椅上解便，提裤动作一定要慢用力，3 个月内不做扭腰的动作，不能久坐、久站、弯腰、持物，多卧床，动作一定要慢，卧床的姿势一般可随意，以卧位舒适为基准，不做体力劳动。腰围至少围 1～2 个月，白天使用，夜晚可去掉，以及注意 A、B、C。

（3）椎管狭窄症：治疗后 7 天注意少活动或适当活动，多食含钙食物，如鲜奶，做颈保健操，尽量少走路，交通工具最好是三轮车、自行车，不能随意进行各种锻炼，其他注意同颈腰椎病，及注意 A、B、C。

（4）膝关节骨增生：治疗后最好卧床 1～7 天，让膝关节没有任何负重，但要在床上做各种功能位锻炼，2 次/日，3 分/次，7 天后逐渐开始下地活动，注意少走路，减少膝关节的负荷，交通工具最好是三轮车或自行车，对膝关节积水者加压绷带 24 小时去掉，一定不要热敷膝关节，防止积水再出现，不要受风着凉，多食含钙食物，如鲜奶等，以及注意 A、B、C。

（5）肩关节周围炎：治疗后注意适当的肩部周围活动或爬墙运动的锻炼，尽量使各种功能到位，少接触凉水或冷环境，注意饱暖，以及注意 A、B、C。

（6）慢性鼻炎、鼻窦炎：治疗后注意预防上呼吸道感染，一定不要受风着凉，积极治疗临近器官炎症，预防临近器官炎症刺激。避免炎症再次感染，以及注意 A、B、C。

（7）带状疱疹后遗神经痛：治疗后注意不要饮酒及进食刺激性食物，局部绝对不能热敷，局部不能使用任何膏药，尽量避免局部刺激，不要受风着凉，注意保持情绪稳定，防止情绪急躁而引发疼痛的发作，增加人体免疫力，预防感冒及病毒感染，感染后及时治疗，及注意 A、B、C。

（8）老人小孩遗尿：治疗后注意调整情绪，尤其是不责骂孩子，晚间家长帮助唤醒孩子起来排尿两次，老人也要提醒，并加以鼓励，多做思想工作，多赞扬，以及注意 A、B、C。

（9）强直性脊柱炎：治疗后注意不受潮湿、不劳累、不受风着凉，加强适度的功能锻炼，提高人体免疫力，预防潮湿及冷凉的刺激，以及注意 A、B、C。

（10）颈性震颤：治疗后注意调整情绪、参加适宜的娱乐运动、预防其他疾病发生，并积极配合其他疾病的治疗，减少并发症的出现，以及注意 A、B、C。

（11）胆囊炎、胆石症：治疗后注意饮食调整，少食油腻肉类及刺激性食物，注意饮食清洁，保持良好的情绪，防止情绪急躁，配合胆囊炎及胆石症的其他治疗方法，以及注意 A、B、C。

（12）泌尿系结石症：治疗后注意调节生活饮食，多饮水、少食辛辣及刺激性食物，参加适当的体育活动，参加适宜的功能锻炼，保持尿路通畅，预防泌尿系感染，以及注意 A、B、C。

（13）股骨头坏死：治疗后最好卧床 1～7 天，卧床期间可在床上做非负重功能锻炼，每日 1～2 次，每次 10 分钟左右，之后下床活动、行走时可拄拐杖减轻对股骨头的压力，有助于局部功能恢复，注意不要受风、着凉，多食含钙食物，如鲜奶等，以及注意 A、B、C。

80. 钩活术术后腰椎为什么必须戴腰围？

正常脊柱各段因人体生理需要，有一定的弯曲弧度，称为生理曲度。胸段和骶段凸向后方，在婴儿出生时即存在，称为原发曲度；颈段和腰段凸向前方，往往是幼儿能抬头及站立时才逐渐形成，称为继发曲度。继发曲度的形成一般是由椎间盘的前厚后薄所致，脊柱生理曲度的存在增加了脊柱的弹性，吸收和缓冲外力的震荡，防止对脊髓和大脑的损伤。在长期不良姿势和椎间盘髓核脱水、退变时，颈腰椎的前凸可逐渐消失，出现生理曲度欠佳、变直、反弓，加速了颈腰椎的退行性变，甚至形成颈腰椎病。

腰椎间盘压力在坐位前屈时最大，站立前屈时次之，坐位又比站立时压力大，站立持重20kg时腰椎负荷为210kg，弯腰持重同一重量腰段脊柱负荷增加到340kg。佩戴腰围可减少负荷约30%。

钩活术后使用的腰围后面有四个钢板（这个钢板既不要太硬也不能太软，软了起不到支撑作用，硬了佩戴时不舒服而且还影响腰椎的生理曲度），上腰围可起外固定作用，在平时的活动中加强了腰椎的稳定性，起到保护腰椎的作用；另外腰围上附有活血化瘀、疏筋通络的中药袋，通过外用药物的吸收，可促进局部血液循环，从而达到培元固肾、利椎体、利脊柱的目的，术后腰围外固定是非常重要的。

81. 钩活术术后颈椎为什么枕保健枕？

保健枕是钩活术医院的专利产品，对修复和重建颈椎生理曲度至关重要。术后使用的保健枕是指在有一定尺寸的枕芯里填充上中草药，不但有枕头的物理作用而且枕芯里的药物还有一定的治疗作用。保健枕首先其高低长短要合适，要符合人体正常的生理曲度，不能过软（太空棉枕芯等），不能过硬，软硬度要适中，这个枕头可以用来维持颈椎正常的生理曲度，对头颈部起到相对的制动及固定作用。枕枕时一般是仰卧或侧卧，仰卧位时，使枕头的支点位于颈后正中，以保持正常的生理曲线状态。侧卧位时，支点位于颈侧部，以肩部、颈侧部和头部都感到舒适为宜。此保健枕是治疗颈椎病和保健颈椎的最佳产品。

颈椎生理曲度康复保健枕是符合中国人颈生理曲度之非常科学的保健枕，此枕的问世给颈椎营造了良好的生理环境。

（1）功效

建立和保持颈椎的生理曲度，消除全身特别是颈椎和大脑的疲劳，纠正脊柱的失衡，改善血液循环、健脑益智、安神明目、调整睡眠，达到保健颈椎、保健脊柱、消除全身疲劳的作用。

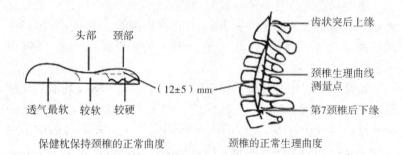

图 3 - 1　保健枕形成和保持生理曲度

（2）使用方法

枕枕时一般是平卧或侧卧，仰卧位时，一般使枕的支点位于颈后正中，即仰卧位时颈部在保健枕舌头的软面，舌头的硬面紧贴床面，后枕部应在舌头上方的较软部位，以保持颈椎正常的生理曲线状态；侧卧位时，使枕头的支点位于头部颞侧和面颊部，肩部应放置在舌头的两边（或左或右），即面颊部及头部颞侧应放在枕头的左半部或右半部，以肩部、颈部和头部都感到舒适为宜。

（3）适用人群

1）12 至 80 岁无脊柱畸形的人群。

2）颈腰椎病和颈腰椎管狭窄症患者更适宜。

3）钩活术治疗后必用此枕，巩固疗效和保健。

（4）注意事项

1）驼背老年人枕下方可稍加物品来适应驼背。

2）枕内中药袋最佳有效期为 12 个月。个别人可能出现药物过敏，需换离此枕或对症治疗。

3）个别人初用时有不适感，数日后即消失。

4）每天睡前最好仰卧15分钟，而后仰侧随意，但头部始终不能离开保健枕。

5）每天早晨起床后应前后左右活动颈部或做颈保健操。

（5）保健枕的结构特点

枕内有8个腔隙各不相通，不会变形，其中3个腔隙内装有清利头目、开窍健脾、益智健脑、清脑明目、芳香走窜的纯中药，各个腔隙软硬度也各不相同。

1）头部腔隙：软硬度适中，适用于仰卧位时支持头部。

2）颈部腔隙：内装中药，有一定硬度，适用于仰卧位，用于维持颈椎正常的生理曲度和按摩颈部腧穴。

3）左右侧腔隙：内装中药，有一定硬度，适用于左右侧卧位时，按摩左右侧头面部腧穴。

（6）保健枕的科学性

1）枕头的高度非常科学：保健枕的颈部高度在8cm左右，符合人体的生理曲度，适合130～200cm身高的人群使用。

2）软硬度极为科学：此枕枕部的下方有几条较硬的条索状药袋组成"脊突"，作为根基，俗称根基实。此枕的上方为较软、透气性强的绿色植物荞麦皮组成的包袋，优在表面软，由此形成一种软中有硬、硬中有软、软硬结合、相得益彰的综合体——颈椎生理曲度康复保健枕。

3）药物的科学性：利用芳香开窍、清利头目的香白芷、杭菊花、桂枝等填充其"脊突"，使药物功能药理作用同居一枕。

4）枕骨所在位置的科学性：枕骨所在的位置恰好是在此枕本身曲度的上方而且是软而透气的绿色植物在支撑枕骨，枕骨的下方是此枕本身的曲度体，使颈椎有效地保持原有的颈椎生理曲度，从而达到良性循环的保健目的。

5）全枕是三硬五软，八腔配合，共同建立起生理曲度的科学性：颈椎枕在软硬适中的弓形表面上，枕骨枕在一个较低较软的凹陷内（仰卧位），符合中国人的颈椎生理曲度[（12±5）mm]。

6）仰卧、左右侧卧的科学性：仰卧、左右侧卧在结构上符合人体的生理特点，舒适而安逸，既能康复又能保健。

7）外观结构的科学性：外观豪华、富丽、大方，汲取了众多床上用品的优越性，既是一个保健枕又是一个美丽的床上装饰品。枕而无忧，忧而即枕，仰卧有利于保持曲度，侧卧仍有治疗和保健作用，软硬结合，高低结合，药物和力学结合，老少皆宜，尤其对颈腰椎病患者更为适宜。

（7）颈椎的生理病理

正常脊柱因人体生理需要，均具有一定的弯曲弧度，称为生理曲度。颈段和腰段凸向前方，为继发曲度。主要由椎间盘前厚后薄（以椎间盘为主）所致。7 周岁后基本形成。青少年因生理曲度引起的颈椎病不为医务工作者所重视，非常典型的生理曲度的变化引起的颈椎病，有时还会被误诊为其他疾病。只有在正常曲度范围内颈椎才能稳定，周围肌群、筋膜、韧带才能协调，大大降低了颈椎病的发病率。现代人的枕枕不当而引发颈椎病，是颈椎病的重要发病原因之一。颈椎的生理曲度的前凸主要是为了保持颈椎的弹性，减轻和缓冲外力的震荡，防止对脊髓和大脑的损伤。由于工作环境、工作姿势、枕枕不当、焦虑恐惧、精神紧张、学习繁忙等颈椎长时间处于一种紧张状态，不能缓解，由此引起肌肉持续紧张，不能松弛，微循环障碍，引发不同程度的肌痉挛，颈椎失稳，关节周围的软组织被牵拉，关节稳定性减弱，力平衡失调而引发颈椎生理曲度的改变（欠佳、变直、反张、"S"型），由此加速了椎间盘髓核脱水、退变，甚至累及脊髓、神经根、动静脉、周围软组织，而形成颈椎病，重则椎管狭窄，甚至高位截瘫，致使终身遗憾。

（8）如何保持颈椎的正常曲度？

1）保持正确的站姿、坐姿和卧姿。

2）固定姿势 1 小时后应当活动颈椎。

3）建议 12～80 岁的人群用生理曲度康复保健枕。

4）避免一切可能造成颈椎病的不良因素（如躺着看电视、看书等）。

5）坚持每日做颈保健操。

6）发现颈部不适或头疼、头晕、上肢麻木等症状及时到专业医院就诊。

不正确挑选合适您的枕头，有害健康睡眠　　正确挑选合适您的枕头，健康睡眠第一步

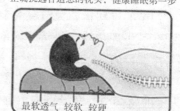

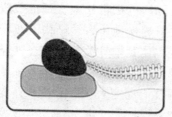

1 仰睡的时候、颈椎弧度不正确，引致颈肩疲累　1 仰睡的时候、颈椎保持正确弧度。

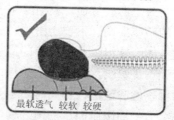

2 侧睡的时候、颈椎弧度不正确，引致颈肩疲累　2 侧睡的时候、颈椎保持垂直

图 3-2　保健枕的使用方法

82. 腰椎钩活术术后锻炼？

腰椎钩活术后的锻炼建议 3 个月后进行。腰椎病钩活术后不要快速行走和注意弯腰动作，需要 90 天的时间。

腰椎病都是损伤性、积累性劳损和退行性变而导致的局部软组织粘连、条索、结节或椎间盘的退变、椎体缘的增生、骨赘，继发椎管内韧带肥厚、钙化，甚至椎管狭窄。上述这些退变压迫了硬膜囊及马尾神经而出现的腰及下肢放射痛，或局部软组织失衡的牵扯痛。钩活术的治疗机理为局部椎管外减压、减张、松

解、疏通、立平衡。术后腰椎平衡的建立是逐渐形成并趋于稳定，这时如果不注意保护，腰椎很容易扭伤，因此建议钩活术后3个月内不要快速行走和注意弯腰动作。

83. 颈椎钩活术术后保健（保健操）?

颈椎的椎间盘、关节突关节以及颈椎周围的韧带、肌肉等软组织有其生理功能，保持各解剖结构的静态平衡。日常生活中颈部要承受静力学（维持头颈正常姿态）和动力学（颈部活动时的拉力、压力、剪力等）的双重负担，很多工作须采取的姿势是"头颈前屈，两上肢呈重力下垂位"，这是一种非生理性体位，长期的屈颈低头工作，造成颈后肌群及韧带组织的过度紧张、痉挛，久之形成劳损，其后又引发相应的韧带松弛，颈椎节段小关节的平衡失调，不稳、滑脱、关节囊松弛，力学结构的改变，加速椎体间软组织及椎间盘的退变，使颈椎骨关节结构、神经根等受到不良影响。久而久之，局部失去平衡，从而破坏了颈椎正常的稳定性和灵活性；同时由于颈椎活动度大、稳定性差，要依赖强有力的周围肌肉、筋膜、韧带来保护。又因工作、年龄等因素的影响破坏了颈椎的稳定，均可直接或间接影响神经根、脊髓以及椎动脉供血等，出现一系列临床症状。钩活术后颈椎平衡是逐渐形成的，因此保护颈椎非常关键。术后4天即可做颈保健操，但幅度要小，半月以后可以规范地做颈保健操。

以松解颈后肌群痉挛，解除颈疲劳，达到保护颈椎和预防颈椎病的目的。颈保健操是患者积极主动地预防颈椎病的方法，它不受场地、时间限制，可随时应用，一般没有特别禁忌证。

84. 钩活术术后应如何饮食调养?

钩活术后1周内饮食需清淡、易吸收和消化，应多给他们食用一些蔬菜、水果、蛋类、豆制品等，而且应以清蒸或者炖熬为主，特别是可以多吃蜂蜜和香蕉等，因为腰椎病卧床的患者大都会出现大便秘结等症状，这些食物可以帮助排便。1周后可多吃高营养食物和含钙、锰、铁等微量元素的食物，像动物肝脏、鸡蛋、绿色蔬菜、小麦含铁比较多；海产品、黄豆等含锌比较多；麦片、蛋黄等含锰较多。同时配以鸡汤、各类骨头汤等，可选择性地加入红枣、枸杞等。禁食海鲜、辛辣、酒类、菌类等食物。

但对老年患者饮食不能一概而论，因为老年人多伴有其他系统的疾病，如糖尿病、冠心病、高血压、前列腺增生等，必须根据病情和医嘱做出合理安排。

85. 钩活术术后洗浴和热敷？

钩活术术后5天即可洗浴，局部针眼可湿热敷加速局部血液循环，促进局部针孔组织的愈合，使颈腰椎症状进一步好转。

86. 钩活术术后少数局部皮肤发"紫"？

钩活术术后少数人针眼周围皮肤发紫，为局部渗血或皮下瘀血所造成，但是局部无任何症状和不适，处理方法是局部湿热敷，5~7天瘀血逐渐消失，不影响治疗效果，也可不处理，会自然吸收。

87. 颈腰椎病钩活术治愈后会不会复发？

颈腰椎病经钩活术治愈后仍然有复发的可能性，因为随着生命的延续，颈腰椎的退行性变没有停止，治愈后的颈腰椎病还可能复发，病情的程度、范围和颈腰椎的退行性变受以下因素影响。

（1）过度负荷

实验表明，过度负荷可使退变年龄相应提前，尤以重体力劳动为甚。如某些项目的运动员及脊柱长期处于被压体位的劳动者，椎间盘最大承受压力为 600～700kg，如果长时间平均压力在350kg 以上，即可使纤维环由中心向周围膨出，神经断裂。

（2）不良体位

对椎间盘内压力测量表明，直立位时第 3 腰椎椎间盘内压力负荷量为 70kg，如果腰椎向前屈曲，则可达 120kg，在此情况下再负荷 20kg，椎间盘内压力可升至 340kg。但仰卧位时其压力则是站立位的一半。由此可见体位的变化对脊柱退变有重要意义。

（3）慢性劳损

某些慢性劳损及某些职业，使脊柱长期处于震荡状态，使椎间盘受到持续重复的高压冲击，而受到慢性损伤。同时还可使髓核、纤维环对周围韧带造成压力，致其断裂及骨膜下出血，严重者可引起髓核突出。

（4）直接损伤

各种暴力均可引起骨关节、肌韧带的损伤，加速局部退变的进程。另外若反复脊柱穿刺，大重量牵引，不规范的推拿等，会使其脊柱结构受到损害，也具有加速退变的作用。

（5）慢性炎症

脊柱周围的各种炎症，均可直接或间接地刺激周围的肌肉、韧带、骨关节，造成脊柱稳定性的改变，加剧其退变性变的进程。

脊柱退行性改变无论是生理性的还是病理性的，其能否引起临床症状以及引起的临床症状的程度，一方面取决于脊柱退变的程度、部位，另一方面也取决于椎管的状态，与多种因素有关。因此呼吁广大颈腰椎病患者钩活术治疗后仍要认真保护颈腰椎。

88. 钩活术治疗后会不会延缓脊柱局部退变？

脊柱的退变是一个自然不可抵抗的规律，犹如生老病死一样。据有关资料报道，因条件差异不同，其退变的速度不同。同样的体质，生活条件和生活规律不同，退变的速度也不同。而且退变是一个恶性循环的状态，如果退变不加以保护会欲燃欲烈，如果解除了发病因素退变速度则减缓，钩活术是用特异钩鍉针钩治椎体周围的肌肉、韧带、筋膜等组织减压、减张、松解、疏通，解除局部软组织痉挛对神经血管的机械压迫；松解粘连及痉挛条索组织，解除软组织的牵拉，缓解疼痛和改善局部血液循环，促进代谢物及致痛物质的吸收和排出；纠正小关节的平衡失调，重建脊柱力平衡，减缓骨质增生的生长，减缓椎体间软组织及椎间盘的退变。

89. 钩活术之歌？

钩活术之歌

一涵作词，马光作曲。

赞美的、充满激情的前奏

第一段

（女）凝集了千年的精髓，铸就了钩活之术；（男）绿色的疗法，成就无忧虑的明天。

（女）当幸福跟随着节拍，达成了玉锁心怀；（男）四位五法，诠释无极限的精彩。（合唱）期待不要再等待，成就奇迹的未来，爱甩开了无奈，开创先河开创未来。

第二段

（女）凝集了千年的精髓，铸就了钩活之术；（男）绿色的疗法成就无忧虑的明天。

（女）当幸福跟随着节拍，达成了玉锁心怀；（男）四位五法，诠释无极限的精彩。（合唱）期待不要再等待，成就奇迹的未来，爱甩开了无奈，开创先河开创未来，钩活术定义着安康伤已不再，钩鍉针勾画着希望继往开来……期待不要再等待，成就奇迹的未来，爱甩开了无奈，开创先河开创未来，期待不要再等待，成就奇迹的未来，爱甩开了无奈，开创先河开创未来。

结束句　魏玉锁捍卫着健康　光我中华……

——THE　END——

第四章　钩活术的未来与展望

90. 钩活术的标准规范？

中医微创钩活术人员资格要求

为使中医微创技术钩活术发扬光大，在辨证论治的大法指导下，进行辨证选钩、辨证选法、辨证选穴、辨证选度，症状与生理吻合、与病理吻合、与影像吻合、与经络吻合、与发病过程吻合、与季节吻合、与发病诱因吻合、与工作性质和环境吻合、与体质年龄吻合等，充分发挥中医技术的优势，全面灵活地掌握钩活术技术的内涵，对钩活术人员资质有如下要求。

（1）有 5 年临床经验的临床医师。

（2）取得中医专业、中西医结合专业、临床专业执业医师或相应资质的医务人员。

（3）热爱中医事业，有高尚的医德医风，尊重科学，相信科学。

（4）全面系统地学习钩活术所涉及到的生理、病理、解剖、影像和疾病的发生、发展、诊断、治疗，掌握钩活术的治病原理、辨证特点、选穴特点、分型特点、用钩特点、用法特点、用度特点等，钩活术与其他方法的区别和优势，钩活术的安全与风险。钩活术理论学习不能低于 42 个学时，内容包括解剖影像、诊断与鉴别诊断、钩鍉针特点、操作技巧、辨证论钩等内容。通过理论考试达到 95 分以上，取得相应级别的证书。

（5）理论学习结束后现场观摩不能低于 10 例患者，在老师指导下通过 1~2 患者亲自感觉到每一种手法的存在。进行综合考试理论和技术操作都能达到 95 分以上，取得相应级别的证书。

钩活术的人员资质以上 5 条缺一不可。取得相应级别的资格后，可以进行相应级别的临床疾病诊治，Ⅲ级技术（深双软）每年钩活术继续再教育理论与实践的培训不能低于 24 个学时。

钩活术执业资格认定标准与培训制度

中医适宜技术钩活术应用于临床 17 年，为了使这个国家中医药适宜技术更有效地服务于人民群众，解决人民群众看病难、看病贵的问题，充分发挥中医药特色，使中医适宜技术钩活术这一无痛、微创、绿色、安全的中医微创技术发扬光大，让学员真正领会钩活术治病原理，真正掌握钩活术的操作手法，充分体现钩活术这一适宜技术的安全性和有效性，使这一技术充分体现它的科学性、实用性和先进性，建立培训制度和资格认定制度，并以县（区）为基础区域进行基础保护。

钩活术执业资格认定中的首次培训、资格首次认定、年度培训、年度认定、卫生行政部门备案、取消与处罚内容如下：

（1）首次培训标准

在学员申请的前提下学员必须提供医师执业证、资格证、职称证，达到 5 年临床经验的中医、中西医结合、临床医师，个人执业资格证复印件，向中国民间中医医药研究开发协会钩活术专业委员会提交书面申请，初级班 40 个学时、中级班共 64 个学时、高级班共 72 个学时，通过试卷考试和临床操作考试达到 95 分以上可颁发钩活术初、中、高级班结业证书，加盖中国民间中医医药研究开发协会钩活术专业委员会钢印和公章，一个县级区域只培训一个学员。

（2）执业资格首次认定

通过接受钩活术初、中、高级培训班的中医、中西医结合、临床医师，取得了相关级别的钩活术培训证书，以此为依据，中国民间中医医药研究开发协会钩活术专业委员会办理钩活术执业证书，一个县级区域只认定一个钩活术执业医师，当地卫生行政部门备案，方可按其级别进行钩活术一年期限的执业，所产生的费用医保、新农合予以报免。

（3）年度培训标准

以继续再教育的形式定期对取得钩活术执业资格的人员进行年度培训，在上一个年度内没有医疗事故的前提下向中国民间中医医药研究开发协会钩活术专业委员会申请钩活术继续再教育钩活术年度培训，中国民间中医医药研究开发协会钩活术专业委员会负责每年定期进行继续再教育钩活术技术培训。内容包括钩活术的基础理论、手法、影像、适应证、禁忌证，达到钩活术理论与适应证融会贯通、钩活术实践与影像融会贯通、钩活术疗效与其预后融会贯通，每年 24 个钩活术学时。通过临床操作和理论学习达到年培训标准的，中国民间中医医药研究开发协会钩活术专业委员会发放年度培训证书，或在钩活术执业证的备注栏里加盖年检章，作为当地卫生行政部门年检查验的标志。

（4）钩活术执业资格年度认定

对取得首次钩活术执业资格的中医、中西医结合、临床医师，钩活术执业一年期满者，需进行下一年度执业者以中国民间中医医药研究开发协会钩活术专业委员会发放年度培训证书，或在钩活术执业证的备注栏里加盖年检章，作为下一年度钩活术执业的认定依据。

（5）卫生行政和社会劳动保障部门备案

以中国民间中医医药研究开发协会钩活术专业委员会的培训标准认定证书为依据进行首次认定备案。钩活术执业期满一年后需继续执业的以中国民间中医医药研究开发协会钩活术专业委员会理论与临床操作成绩单及年度培训证书或加盖的年检章为检查依据，当地卫生行政和社会劳动保障部门对钩活术资格认定的检查作为年度校验内容之一。

（6）钩活术执业资格的取消和处罚

未能取得钩活术初、中、高级培训班认定证书的卫生部门技术人员不能从事钩活术临床工作，钩活术执业资格取得期满一年，未能取得年度培训证书的医务技术人员，自然取消钩活术执业资格，不能从事下一年度的钩活术临床工作；有重大医疗事故或重大医疗纠纷的，取消年度培训资格，自然取消钩活术执业资格，不能从事下一年度的钩活术临床工作。

　　期限：执业时间的限定以取得首次钩活术执业资格认定的时间和年度培训证书取得的时间为限定时间。超出限定时间视为过期证件。

　　处罚：①未取得首次钩活术执业资格认定的卫生技术人员，从事钩活术执业活动的视为超范围执业，按《中华人民共和国执业医师法》的有关条款执行。②已取得首次钩活术执业资格认定而未取得年度培训证书的卫生技术人员，自然取消了钩活术执业资格，从事下一年度钩活术执业活动的视为超范围执业，按《中华人民共和国执业医师法》的有关条款执行。中国民间中医医药研究开发协会钩活术专业委员会根据情况选择适合钩活术执业的卫生技术人员。③未取得首次钩活术执业资格认定的卫生技术人员，或已取得首次钩活术执业资格认定一年后而未取得年度培训证书的卫生技术人员，自然取消钩活术执业资格，从事钩活术执业活动属违法执业，按《中华人民共和国保险法》和《新型农村合作医疗诊疗项目补偿规定》的有关条款，医保、新农合不予报免所产生的费用，并给予相应的处罚。

91. 钩活术的四大创新？

（1）针具创新

钩鍉针基础于新九针，科研于现代医学，共分 4 类九针 63 型。

（2）新夹脊穴及四肢关节特定穴创新

新夹脊穴、骨关节特定穴是钩鍉针发明人、钩活术创始人魏玉锁先生根据脊柱及四肢关节的生理病理特点，以及脊柱与周围脏器的关系和十二经筋、脏腑经络的特点，在脊柱两侧、四肢关节发现的系列穴位点。主要用于治疗脊柱退变性疾病、脊柱相关疾病、骨伤科疾病、五脏六腑病、十二正经病及痹证、痿证等。

（3）坐标定位法腧穴定位创新

坐标定位取穴法是一种利用影像学检查的结果，建立一个平面直角坐标系，对脊柱椎旁腧穴定位的一种定位法，能准确反映脊椎的椎体、棘突、关节突、椎板、横突和所定椎旁腧穴位置的现代定位法，达到预想的治疗效果。

（4）理论的创新

钩活术——四位五法

钩活术中医理论是一个"通"字，痛则不通，通则不痛，以通为舒，以通为用，以通为常，以通为康。"通"意有三：①畅通：路线畅通，经络畅通，血脉畅通等。②协调：上下左右、脊柱内外、四肢关节的协调，阴阳、气血、津液、脏腑、经络、人与自然的协调等。③功能：五脏六腑、气血津液、筋脉骨骼、经络系统等功能正常存在。钩活术是利用四位五法而达到"通"之目的。

四位：钩尖、钩刃、钩弧、钩板。

五法：钩治法、割治法、挑治法、针刺法、放血法。

机体局部免疫力下降，脊柱、骨关节退行性变是形成脊柱病及骨关节病的基本病因。脊柱病中颈腰椎病以成为多发病、常见病。它们都有一个共同点——压迫，张力和压力是脊柱病产生的病因和病机，祖国医学理论，压迫就不通，不通则疼痛，机体退变得早而快，其根源于肾，肾主骨生髓通于脑，肾虚必然早退变，退变容易突出，继之骨质增生，久则椎管狭窄。腰为肾之府，肾虚是根本，不通是关键，故治疗颈、胸、腰、关节病治肾为基准，畅通为治法。

多年潜心研究，临床实践经验，发现了新夹脊穴，此穴位于

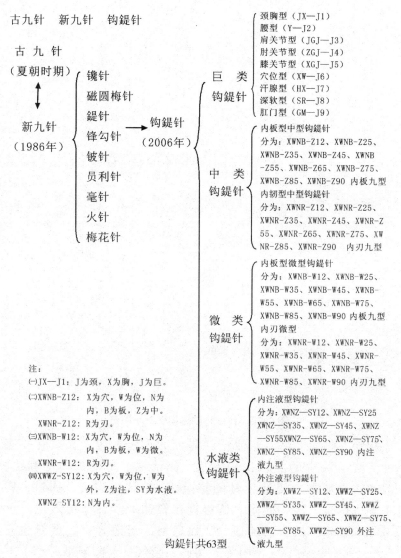

古九针 新九针 钩鍉针

古 九 针
（夏朝时期）

镵针
磁圆梅针
鍉针
锋勾针
铍针
员利针
毫针
火针
梅花针

↕

新九针
（1986年）

→ 钩鍉针
（2006年）

巨 类
钩鍉针

颈胸型（JX—J1）
腰型（Y—J2）
肩关节型（JGJ—J3）
肘关节型（ZGJ—J4）
膝关节型（XGJ—J5）
穴位型（XW—J6）
汗腺型（HX—J7）
深软型（SR—J8）
肛门型（GM—J9）

中 类
钩鍉针

内板型中型钩鍉针
分为：XWNB-Z12、XWNB-Z25、
XWNB-Z35、XWNB-Z45、XWNB
-Z55、XWNB-Z65、XWNB-Z75、
XWNB-Z85、XWNB-Z90 内板九型
内韧型中型钩鍉针
分为：XWNR-Z12、XWNR-Z25、
XWNR-Z35、XWNR-Z45、XWNR-Z
55、XWNR-Z65、XWNR-Z75、XW
NR-Z85、XWNR-Z90 内刃九型

微 类
钩鍉针

内板型微型钩鍉针
分为：XWNB-W12、XWNB-W25、
XWNB-W35、XWNB-W45、XWNB-
W55、XWNB-W65、XWNB-W75、
XWNB-W85、XWNB-W90 内板九型
内刃微型
分为：XWNR-W12、XWNR-W25、
XWNR-W35、XWNR-W45、XWNR-
W55、XWNR-W65、XWNR-W75、
XWNR-W85、XWNR-W90 内刃九型

水液类
钩鍉针

内注液型钩鍉针
分为：XWNZ-SY12、XWNZ-SY25
XWNZ-SY35、XWNZ-SY45、XWNZ
—SY55XWNZ-SY65、XWNZ—SY75、
XWNZ-SY85、XWNZ-SY90 内注
液九型
外注液型钩鍉针
分为：XWWZ—SY12、XWWZ—SY25、
XWWZ-SY35、XWWZ—SY45、XWWZ
—SY55、XWWZ—SY65、XWWZ—SY75、
XWWZ—SY85、XWWZ—SY90 外注
液九型

注：
㈠JX—J1：J为颈，X为胸，J为巨。
㈡XWNB-Z12：X为穴，W为位，N为
内，B为板，Z为中。
XWNR-Z12：R为刃。
㈢XWNB-W12：X为穴，W为位，N为
内，B为板，W为微。
XWNR-W12：R为刃。
㈣XWWZ-SY12：X为穴，W为位，W为
外，Z为注，SY为水液。
XWNZ SY12：N为内。

钩鍉针共63型

图 4 - 1 钩鍉针共 63 型

华佗夹脊与足太阳膀胱经腧穴之间，为督脉两侧别络之路径，属经外奇穴。该穴位根据临床症状相互选配可补肾强脊、活

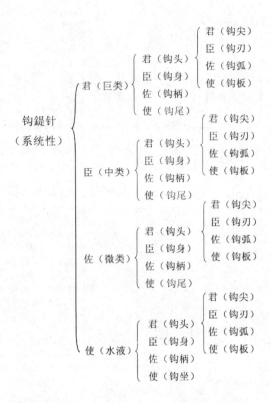

图 4 - 2　钩鍉针整体配伍系统图谱

血化瘀、畅通经络，在使用钩鍉针的钩治过程中，兼有中医针灸强通法中的五法：钩治法、割治法、挑治法、针刺法、放血法。加之钩鍉针针具的特点——钩弧、钩尖、钩板、钩刃，称四位五法钩活术。钩鍉针在脊柱旁及各部位穴位点上减压、减张、松解、疏通，活血通络，畅通气机，重新建立（力）平衡，调节气血阴阳，畅通经络气机、阴阳平衡、上下平衡、内外平衡、五脏六腑平衡。"阴阳平，精乃至"，达康健。

　　减压、减张、疏通、松解、立平衡为钩活术的新理论。

92. 钩活术通过国家级专家鉴定？

受河北省中医药管理局的委托，中国中医科学院针灸研究所组织有关专家组成"钩活术中医特异针疗法临床应用鉴定会"，专家组听取了钩活术创始人魏玉锁对钩活术项目完成情况的报告，中国中医科学院针灸研究所专家评议组报告了钩活术现场临床演示报告，通过现场提问、答疑和演示，鉴定专家委员会做出如下结论。

钩活术中医特异针疗法于 1996 年投入临床应用，至今已有13 年的历史，自 2006 年开始连续在河北省基层中医骨干培训班上推广，2008 年被推荐和纳入国家中医药管理局适宜推广技术。在治疗颈椎病、腰椎间盘突出症、椎管狭窄症、脊椎退变性疾病、脊椎相关疾病、骨质增生症、强直性脊柱炎、股骨头坏死、骨性关节炎等病证方面有较好疗效。

托鉴单位：河北省中医药管理局
主鉴单位：中国中医科学院针灸研究所
受鉴单位：河北省石家庄真仁中医钩活术医院
鉴定时间：2009 年 5 月 26 日
鉴定地点：中国中医科学院·北京

93. 钩活术列入中医微创类技术？

2013 年 1 月由王国强副部长主编的 2013 普及版《中医医疗技术手册》把中医医疗技术共分为 11 类，包括：针刺类技术、推拿类技术、刮痧类技术、拔罐类技术、灸类技术、敷熨熏浴类技术、中医微创类技术、骨伤类技术、肛肠类技术、气功类技术、其他类技术。钩活术正式列入中医微创类技术，中医微创类的钩活术技术刊载于本手册第 266 页。

中医微创钩活术

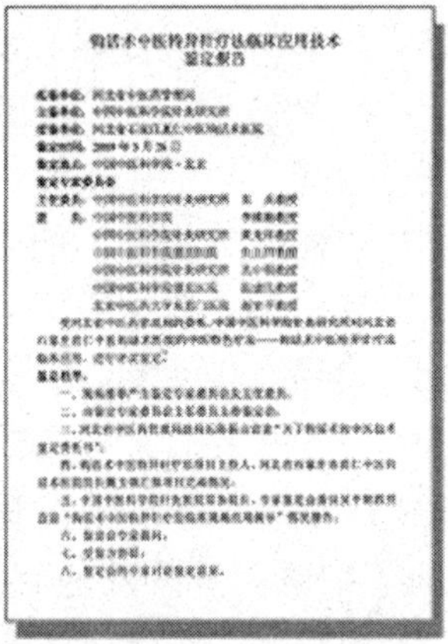

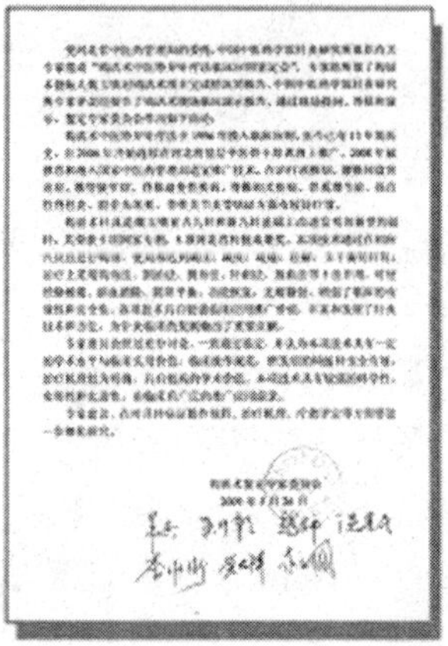

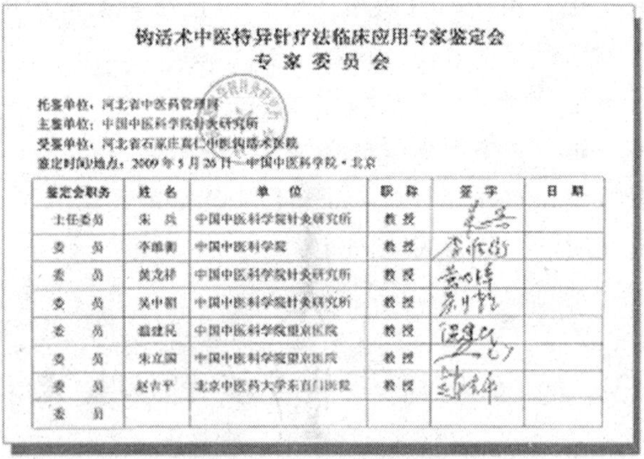

图 4-3　钩活术通过国家技术鉴定

　　《中医医疗技术手册》的前言：为了加强中医医疗技术临床应用管理，促进中医医疗技术发展和临床应用，提高中医临床疗效，保障医疗安全，国家中医药管理局医政司开展了中医医疗技术整理、规范、管理、推广工作。

该项工作在全国范围内对各项中医医疗技术进行收集和整理，围绕整理的中医医疗技术，组织制定中医医疗技术操作方案并在全国范围内推广使用，以提高中医临床疗效。同时，通过开展联合攻关等方法解决中医医疗技术难点，不断提升现有中医医疗技术水平，拓展中医医疗技术适用范围，并注重在中医理论的指导下，充分应用现代科技成果，开发一批技术水平高、临床疗效好的中医医疗技术，并逐步形成中医观念牢固、技术水平高、临床疗效好、创新能力强的中医医疗技术人才队伍。根据国家中医药管理局的统一部署，我们还将通过各种形式向社会广泛宣传中医医疗技术的效果和优势，提高中医医疗技术的社会地位和影响力，增加人民群众对中医药的认知度。

为促进中医医疗技术相关工作持续深入开展，国家中医药管理局医政司成立了中医医疗技术协作组。协作组按专业类别划分成 11 个类别协作组，各类别协作组按照技术成立了若干个技术协作组。2012 年，中医医疗技术协作组遴选、整理并规范了第一批 100 余项成熟、规范的中医医疗技术，并组织协作组成员单位起草了各中医医疗技术操作方案。为方便宣传和推广，现将这些方案汇编为《中医医疗技术手册（普及版）》（以下简称（《手册》）。

起草过程中，我们注重《手册》的学术性、准确性和实用性，并组织相关专家多次对稿件进行审核修改，力求对相关专业临床医生中医医疗技术操作水平起到确实的推动作用。

受水平所限，《手册》内容难免有不当之处，在实际工作中有何问题和建议，请及时反馈相关协作组。

国家中医药管理局中医医疗技术协作组

2013 年 1 月

第一 中医微创技术

总论，中医微创技术是根据中医皮部、经筋、经络、五体及脏腑相关理论，采用特殊针具，对病变部位进行刺、切、割、剥、铲等治疗。常用针具有：针刀、带刃针、铍针、水针刀、刃针、钩针、长圆针、拨针和松解针等。其治疗要求是以最小的解剖和生理干预获得最好治疗效果，以最低的生物和社会负担获得最佳的健康保障。

一、微创松解术

适用于颈肩腰臀四肢关节的痹证和痛证，慢性劳损性疾病造成的局部组织增生肥厚或非特异性炎症产生的局部粘连性病变；常用的针具有针刀、带刃针、水针刀、长圆针、拨针、钩针及松解针等。相对于肢体轴线而言，有垂直和平行两种松解术式：

（一）平行松解术

1. 术前准备

包括针具、药物、小手术包。

（1）局麻药物：0.25% 利多卡因，每人总量不超过 15ml。

（2）器械准备：拨针或松解针 16 号针头（破皮用）、70mm 麻醉长针头，30ml 注射器（一次性的）。

（3）小手术包、消毒帽（给女性患者用，防长头发撒向手术区）。

（4）常规的抢救设备及药物。

2. 技术操作

（1）定位：触诊确定需要松解的痛点、条索、结节或包块的位置及层次并加以标记。

（2）消毒：皮肤常规消毒。

（3）麻醉：麻醉范围视松解范围而定，麻醉深度以病变层次而定，一般以浅筋膜层为主，深层者，可深达骨缘或骨面层。

（4）进针：

局麻后，再在定位（点）区，用 16 号针头打眼破皮，深度约 5mm。

再用拨针或松解针插入针眼，深度约 5mm，即沿肢体纵轴方向透拨。范围：根据病变范围而定，透拨密度，两针间距约 1cm。

术中针下手感：当针透入病变区时，症重者，针感酸、胀较强；症轻者，针感酸、胀较轻；无病证区则针感无或微痛。因此前者多拨，后者少拨，无病区则不拨。

术者持针手下的感觉是判断松解效果的关键，病久、症重者，拨针进入膜性组织，手有钝厚的阻力感，透过此层筋膜时声响高，阻力消失。

术中如症重、病久者，拨针进入疏松筋膜组织，手感如插入老丝瓜络样，声响高，阻力也大。

如病轻、病程短者，针感酸、胀则轻，其筋膜如塑料样，厚度也薄，声响就低、阻力也小；对疏松筋膜组织声低、阻力同样小。

术毕：在针眼区加拨火（气）罐，8 分钟（左右），吸出少量瘀血（约 2ml）为宜，有消炎止痛作用，术后减少胀痛等现象，然后加贴膏药或创口贴封闭针眼起保护作用。

3．注意事项

（1）预防感染，可口服抗生素。

（2）术后四天内禁洗澡，保持针眼清洁干燥。

（3）中药对症用药。

（4）物理疗法。

（二）垂直松解术

1．术前准备

（1）常用器械准备：一次性使用的针刀、带刃针、铍针、刃针或高压消毒的长圆针。

（2）治疗室应清洁、通风良好，备有相应的抢救条件。

2. 技术操作

（1）定位：

根据经筋辨证规律，仔细检查结筋病灶点，用紫碘标记，每次选 1~5 个点治疗。

（2）消毒：

常规消毒。

（3）局部麻醉：

松解范围小者可不用麻醉，范围较大或层次较深者可用 0.25% 利多卡因注射液 2ml，缓慢分层次注射至结筋病灶点。

（4）进针：

医者手腕固定在患者体表，用持笔法持针，用指腕力缓慢加压，垂直进针至结筋病灶点。

（5）操作方法：

①关刺法（图 4 - 4）：将长圆针刺入皮肤后直刺至结筋病灶点表层（1），左右横行刮拨（2、3），以解除表层粘连。

②恢刺法（图 4 - 5）：关刺后，将针直刺至结筋病灶点深面（1），沿针刃方向，向前（2）或向后举针（3），挑拨结筋病灶点粘连，以松解减压。

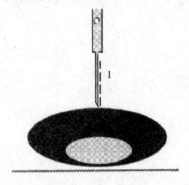
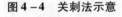
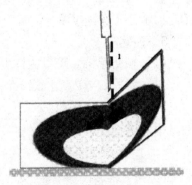

图 4 - 4　关刺法示意　　　　图 4 - 5　恢刺法示意

③短刺法（图 4 - 6）：直刺至骨膜做上下、左右切刺。

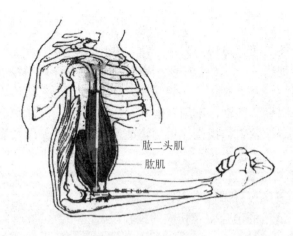

肱二头肌

肱肌

图 4 - 6　短刺法示意

（6）出针：

快速出针，治疗部位无菌干纱布按压 2 ~ 3 分钟，无菌敷料包扎 2 天。7 天治疗 1 次，一般 1 ~ 3 次。

3. 注意事项

（1）熟练掌握治疗局部的解剖层次和结构，以免造成医源性损伤。

（2）注意无菌操作。

（3）最好使用一次性针具。

二、微创减张术

适用于外伤、劳倦或风寒湿邪导致的软组织局部高张力性疾病，长期高应力刺激造成的局部筋膜高张力状态形成的痛点、条索、结节或包块。常用的针具有带刃针、铍针、刃针、钩针等。通常不用麻醉。在筋膜层点刺 1 ~ 3 个点即可实现减张减压治疗。根据针具的不同结构特点，有自外向内刺入和自内向外挑钩两种术式。

（一）自外向内刺入减张法

常用针具为针刀、带刃针、刃针、铍针，按照"一经上实下虚而不通者，此必有横络盛加于大经之上，令之不通。视而泻之，此所谓解结也"（《灵枢·刺节真邪》）。以及"风寒湿气，客于外分肉之间，迫切而为沫，沫得寒则聚，聚则排分肉而分裂也，分裂则痛……"（《灵枢·周痹》）的理论，以解结、减压为主要作用的一种中医技术。它强调辨证论治、经穴切诊，经络与解剖结合，轻柔微创，不用麻醉。

主要治疗软组织损伤导致的疼痛和功能障碍，以及影响内脏器官所致的功能性症状。

1. 术前准备

（1）一次性针刀、带刃针、刃针、铍针。

（2）清洁的治疗室及相应的抢救设备。

2. 技术操作

（1）定位：按经络或肌肉走向切循，触找压痛和异常改变点，用定点笔标记。

（2）消毒：局部常规消毒。

（3）进针：按以下方法进针后逐层深入。

手指按压并捏住套管，快速叩击穿过皮肤，患者无明显疼痛感。

按浅筋膜—深筋膜—肌肉—骨面的顺序，逐层深入，通过阻力突然减小的"落空感"来判断层次。

（4）切刺方法：

①纵行切刺：与针刃一致的方向，在病灶层间断切刺数下。

②横行切刺：与针刃垂直的方向，在病灶层间断切刺数下。

③十字切刺：先与针刃一致的方向，在病灶层切刺一下，随即退出病灶层，调转针刃 90°，再切刺病灶层一下。

（5）出针：用纱布块压住进针点，迅速将针拔出，治疗部位无菌干纱布按压 2～3 分钟，无菌敷料包扎 2 天。

3. 注意事项

（1）术前应向患者交待解释术中的局部感觉，做好思想准备。

（2）术中要及时与患者沟通，询问患者的感受，取得配合。

（3）如果减张不充分，应在术后3～4天再次治疗。

（二）自内向外挑钩减张法

1. 术前准备

（1）高压灭菌的钩鍉针器械包。

（2）无菌的治疗室及相应的抢救设备。

2. 技术操作

（1）定位：新夹脊穴的定位是在华佗夹脊穴和足太阳膀胱经第一侧线之间。

新夹脊穴的定位规律：新夹脊穴是根据脊椎的发病规律而命名的，穴位计数为解剖体位自下向上升序排列。例如：颈椎的第7椎在颈椎排列顺序中在最下方，是载荷量最大的椎体，易发病，故将颈一穴定为此处，顺延向上颈二、颈三穴处椎体载荷量逐渐减小，发病的概率亦随之降低，但在治疗操作上的难度却逐渐增大。胸椎和腰椎及骶尾椎处的定位规律也是如此。

（2）选穴原则：根据影像学检查结果确定治疗穴。

（3）钩鍉针针具：钩鍉针有钩头、钩身、钩柄、钩尾四位之分（图4-7）。

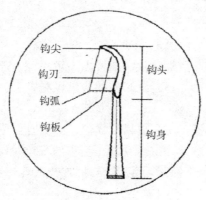

钩尖

钩刃

钩弧

钩板

钩头

钩身

图4-7 钩头示意图

（4）体位：俯卧位、俯伏坐位。

（5）操作方法：

以钩提法为主。钩提法指钩鎚针按所使用的进针法进入皮肤（真皮）后，施治时先钩后提拉、再钩再提拉，循序渐进，达到钩治、割治、挑治、针刺、放血五法并用的操作手法。使用的钩鎚针主要是巨类的腰型、颈胸型、穴位型、钩鎚针和中类内板型、微类内板型钩鎚针。进入皮肤（真皮）后，其再操作的方法又分为垂直钩提法、扇形钩提法、菱形钩提法、倒八字钩提法，另外还有钩割法、强刺法、画圆法、鸟啄法、旋转法、钩划法、分离法、捣碎法。

3. 注意事项

（1）严格掌握进针的层次，切忌深入到肌肉，以免引起局部血肿。

（2）局部麻醉至筋膜层，不必过深。

三、微创减压术

适用于外伤、邪毒造成的有腔组织内高压病变。如筋膜间室高压、骨髓腔水肿、骨髓腔内压增高等。常用的针具有针刀、带刃针、三棱针、克氏针等。

（一）软组织减压术

1. 术前准备

（1）无菌的一次性针具，如针刀、带刃针、铍针、刃针等。

（2）清洁的治疗室，及必要的应急设施。

2. 技术操作

（1）体位：置于充分放松的体位，必要时加用软垫辅助。

（2）定点：触诊确定需要减压治疗的部位及层次，必要时可用超声波辅助检查确诊。定点后即要求患者保持体位并做好标记。

（3）进针：常规消毒皮肤，铺无菌单巾，进针点逐层局麻，用执笔法逐层刺入需减压的病灶。

（4）减压操作：与减张术相似，不同的是减张治疗的层次较浅，而减压术的层次较深。在治疗部位用针具可做散点式切刺，也可做连线式切刺。

（5）出针：从进针点快速退出针具，治疗部位无菌干纱布按压2~3分钟，无菌敷料包扎2天。

3．注意事项

（1）减压术要注意局部引流通畅。

（2）有时局部软组织内为多房性高压，如一次减压不充分，第二次治疗要在3天以后。

（二）骨减压术

1．术前准备

（1）无菌的一次性针具，如钩鍉针、针刀、带刃针、铍针、刃针等。

（2）清洁的治疗室，及必要的应急设施。

2．技术操作

（1）定点：骨减压针定点不是要求非常精确，只要在一个部位的某个点刺入即可，但点的要求是"避实就虚"，也就是说在远离神经、血管的情况下，选择骨皮质较薄的骨松质处且易于穿刺的部位即可进行定点。

（2）常规消毒：消毒半径距进针点10cm，且要严格，避免造成感染。

（3）局麻：根据患者的耐受度，在较敏感治疗点处（如膝、肘、指等）先进行局部浸润麻醉，一般注射2%的利多卡因配比生理盐水即可，利多卡因浓度可控制在0.5%左右（较安全），每点注射1.5~2ml即可，待吸收3分钟后再进针。

（4）刺入：局麻后骨减压针穿过软组织（往往较浅）直接达骨面，在骨面稍停留，术者右手握住针柄，用瞬间暴力刺入骨质（在有些松质骨处，直接可刺入髓腔）后，继续向针柄施力并旋转，一直钻入松质骨囊变处即可，深度可按不同部位骨腔深度为依据，根据骨的病变情况可针一孔，也可针多孔。

（5）出针：达到治疗要求后，即可出针。出针时如果针端部达骨硬质，有阻力时，可逆时针方向旋转拔出，在退至肌层时，可慢慢退出。

（6）排血：出针后，由于骨内压增高，往往有骨内瘀血涌出，可用负压罐加压抽吸排血，往往血色浓黑。

3. 适应证

（1）关节炎病中晚期已导致骨性关节炎者（如类风湿关节炎、各部位关节骨性关节炎、强直性脊柱炎等）。

（2）无菌性缺血性骨坏死。

（3）适用于治疗各种骨高压症（如足跟骨高压症等）。

（4）骨性关节炎早期导致的骨充血疼痛综合征。

（5）顽固性骶骨、尾骨痛。

4. 禁忌证

（1）发热，全身感染。

（2）施术部位和周围有感染灶。

（3）严重内脏疾病发作期。

（4）施术部位有难以避开的重要血管、神经或内脏。

（5）出血倾向，凝血功能不全。

（6）定性、定位诊断不明确。

（7）体质虚弱、高血压、糖尿病、冠心病患者慎用。

5. 术后注意事项

（1）术后施术部位3天禁忌水洗。

（2）无菌敷料覆盖，保持局部干燥、清洁。

（3）术后一周内避免剧烈运动。

四、微创矫形术

适用于一些姿势性、发育性畸形矫正，主要通过动力均衡和静力均衡两种方式实现。常用针具有针刀、带刃针、水针刀、钩针、长圆针、松解针等。

1. 术前准备

（1）准确评估所需治疗部位的软组织条件，如局部粘连、挛缩程度、肌力、肌腱长度肌肉收缩力量等。

（2）相应的固定器材如石膏、支具等。

（3）无菌手术间，术前一天皮肤准备。

2. 技术操作

（1）体位：根据不同畸形的治疗要求摆放相应体位（见常见疾病的治疗）。

（2）定位：选好进针点并做好标记。

（3）消毒：常规皮肤消毒。

（4）麻醉：0.25％的盐酸利多卡因局部全层麻醉。

（5）进针：铺无菌单巾，从标记点刺入相应的针具。

（6）切割：根据术前设计的矫形方案，对需要治疗的不同层次、结构的病变组织进行切割、铲拨、松解或分离（详见常见病的治疗）

（7）出针：通过局部处理后畸形即可获得不同程度的矫正，同时出针，无菌干纱布压迫施术部位 2～3 分钟，无菌敷料保护针道 3 天，用石膏或支具固定于相应体位。

3. 注意事项

（1）很多畸形需要多次分期矫正，不能一次完成。

（2）患者有权知道预期的结果及可能遇到的意外。

（3）畸形的矫正与功能的康复密不可分，要有完整的治疗方案。

五、微创剥离术

适用于骨折、筋伤造成的深层软组织的粘连性疾病，常用针具有针刀、带刃针、长圆针、拨针、松解针等。

1. 术前准备

（1）无菌针具。

（2）无菌手术室及相应的抢救设施。

（3）术前 1 天进行皮肤准备。

2. 技术操作

（1）体位：根据不同治疗部位要求摆放相应体位（见常见疾病的治疗）。

（2）定位：选好进针点并做好标记。

（3）消毒：常规皮肤消毒。

（4）麻醉：0.25% 的盐酸利多卡因局部全层麻醉。

（5）进针：铺无菌单巾，从标记点刺入相应的针具。

（6）剥离：根据术前设计的治疗方案，对需要治疗的不同层次、结构的病变组织进行铲拨、松解剥离，根据瘢痕形成的大小、范围、层次采用单纯高应力纤维切断、"Z" 形切断、潜行剥离等。（详见常见病的治疗）

（7）出针：沿进针方向出针，治疗部位无菌干纱布按压 2～3 分钟，无菌敷料包扎 2 天。

3. 注意事项

（1）剥离术的病变部位较深，针具的直径相对较粗。

（2）病变组织范围较大者可分成多次进行剥离治疗，以减轻术后的水肿及疼痛反应。

（3）患者术后 1 天复诊，更换敷料。

六、微创分离术

适用于皮部经筋等浅层组织的粘连性疾病，如外伤出血后的瘢痕形成，手术后的切口局部粘连。常用的针具有针刀、带刃针、水针刀、长圆针、拨针、松解针等。根据针具端部结构分为锐性分离和钝性分离两种术式。

（一）锐性分离术

1. 术前准备

（1）一次性的无菌针具。

（2）无菌的治疗室及抢救设施。

2. 技术操作

（1）定位：触诊确定需要分离治疗的局部范围及层次并做好标记。

（2）消毒：常规消毒皮肤，铺无菌单巾。

（3）麻醉：进针点 0.25% 的盐酸利多卡因局麻或水针刀边分离边麻醉。

（4）进针：与皮肤呈30°角刺入针具。

（5）分离操作：针体沿肢体轴线方向，针刃平行组织间隙向前缓缓推进，锐性分离的阻力较小，在脂肪和筋膜层的感觉神经末梢不敏感，要随时询问患者的局部感受，结合术者的手下阻力感及进针长度判断分离的范围。

（6）出针：治疗结束从进针方向缓慢退出针具，治疗部位无菌干纱布按压2～3分钟，无菌敷料包扎2天。

3. 注意事项

（1）注意掌握进针的层次及针端的感觉，避免过度分离造成局部损伤。

（2）术后1天复诊。

（二）钝性分离术

1. 术前准备

（1）无菌的拨针或松解针。

（2）无菌的治疗室及抢救设施。

2. 技术操作

（1）定位：触摸选准进针点并标记。

（2）消毒：常规消毒皮肤。

（3）麻醉：进针点0.25%的盐酸利多卡因局麻。

（4）进针：铺无菌单巾，用16号针头刺穿皮肤，沿此针孔与皮肤呈30°角插入拨针松解针。

（5）分离操作：根据局部粘连的范围及深度，用针具沿一个方向缓慢刺入。与松解术的区别在于钝性分离始终沿一个方向进针，而且是在组织间隙。

（6）出针：治疗结束从进针方向缓慢退出针具，治疗部位无菌干纱布按压2～3分钟，无菌敷料包扎2天。

3. 注意事项

（1）钝性分离适用于比较广泛的疏松性粘连，可不用全层局麻。

（2）缓慢进针，注意针端的阻力感。

（3）术后 3 天连续复诊。

七、微创触及术

适用于神经肌肉组织功能障碍所致的痉证和痿证。用针刀在不同的神经肌肉表面进行刺激而不侵入组织内部。

（一）脊神经触激术

1. 术前准备

（1）术前 1 天进行皮肤准备。

（2）无菌针具应准备两套以上。

（3）无菌手术间。

2. 技术操作

（1）体位：俯卧位。

（2）定位：触诊棘突横突确定相应节段脊神经的体表投影位置。

（3）麻醉：皮肤消毒，铺无菌单巾，进针点局麻。

（4）进针：棘突中线旁开 1.5cm 沿横突上缘逐层次入，达横突上缘骨表面后停止。

（5）操作步骤：向椎间孔的后缘方向缓慢点刺，询问患者的局部感觉，有酸胀感或向下放射感即表示针具已经触及神经表面，小幅度摆动针尾，以患者能够耐受为度。

（6）出针：触及时间在 1 分钟以内，沿进针方向快速出针。无菌干纱布按压局部 1~2 分钟，无菌敷料覆盖针孔 24 小时。

3. 注意事项

（1）熟悉进针点的解剖层次和结构，避免误伤局部血管、神经。

（2）控制进针速度并随时了解患者感觉。

（3）严格执行无菌操作。

（4）术后注意观察记录相关肢体的感觉和运动变化。

（二）周围神经触激术

1. 术前准备

（1）无菌针具。

（2）无菌手术间。

（3）肌电图等检测仪器。

2. 技术操作

（1）定位：按触及的周围神经体表投影定位标记（见各治疗部位）。

（2）进针：常规消毒皮肤，覆无菌单巾，逐层刺破皮肤、浅筋膜、深筋膜。

（3）治疗操作：当针端刺破深筋膜后，手下有种空虚感，此时针端已在神经的表面，稍向深层点刺，患者可有很强的酸胀感和放射感。在原位轻轻点刺 5~10 秒，以患者能够耐受为度。结束治疗。

（4）出针：沿进针方向快速出针，无菌纱布按压进针点 1~2 分钟，无菌敷料覆盖 24 小时。

3. 注意事项

（1）熟悉进针点的解剖层次和结构，避免误伤局部血管、神经。

（2）控制进针速度并随时了解患者感觉。

（3）严格执行无菌操作。

（4）术后注意观察记录相关肢体的感觉和运动变化。

（三）肌肉触及术

1. 术前准备

（1）无菌针具。

（2）无菌治疗室。

2. 技术操作

（1）定位：按触及肌肉的体表标志定位标记（见各治疗部位）。

（2）进针：常规消毒皮肤，铺无菌单巾。逐层刺破皮肤、浅筋膜，至深筋膜表面（即第二个抵抗感）。

（3）操作技术：在肌肉的表面进行点刺 5~10 秒钟，患者有局部酸胀感为度。

（4）出针：沿进针方向快速出针，无菌干纱布按压局部 1～2 分钟，无菌敷料覆盖针孔 24 小时。

3. 注意事项

（1）注意进针深度在肌肉表面，切忌深入肌内切割造成局部血肿。

（2）术后注意观察记录肌力变化。

八、微创刺激术

适用于系统调节的疾病治疗，比如通过刺激足太阳膀胱经的背部腧穴治疗颈性眩晕、脊柱源性消化不良、脊柱源性肠易激综合征等体表内脏相关性疾病。针刀类的各种针具均适用于刺激术。

（一）经络穴位刺激术

1. 术前准备

（1）无菌针具。

（2）无菌治疗室。

2. 选穴

（1）华佗夹脊穴。

（2）足太阳膀胱经背俞穴。

3. 操作技术

（1）定位：常规穴位定位标记。

（2）进针：局部常规消毒皮肤，不需麻醉，垂直进针，深达骨膜。

（3）操作技术：根据不同脏腑反射区及治疗需要的刺激强度和时间进行操作（见各种疾病的具体治疗要求）。

（4）出针：沿进针方向快速出针，无菌敷料覆盖针孔 12 小时。

4. 注意事项

（1）明确诊断，排除原发脏器的器质性病变。

（2）根据患者的术后反应及时调节治疗方案。

（二）组织刺激术

1. 筋膜刺激术

（1）术前准备：无菌针具及治疗室。

（2）技术操作：常规皮肤消毒，逐层刺破皮肤及浅筋膜。针端遇到第二个抵抗感时停生进针，在筋膜腔的表面轻轻点刺。

（3）注意事项：注意解剖层次，避免刺破深筋膜。

2. 肌肉刺激术

（1）术前准备：无菌针具及治疗室。

（2）技术操作：常规皮肤消毒，逐层刺破皮肤及浅筋膜。常用的治疗部位在肌肉、肌腱的移行部或腱周围，刺激这部分组织可诱发肌肉收缩。

（3）注意事项：注意检查记录治疗前后的肌肉力量及功能状态。

3. 骨膜刺激术

（1）术前准备：无菌针具及治疗室。

（2）技术操作：常规消毒皮肤，垂直进针直达骨膜。在骨膜表面点刺 5~10 秒钟结束治疗。沿进针方向快速出针，无菌敷料覆盖针孔 12 小时。

（3）注意事项：切忌在骨膜表面做大范围的铲剥，避免形成深部血肿。

第二　中医微创钩活术技术

钩活术技术是在新夹脊穴、华佗夹脊穴、骨关节特定穴、阿是穴、十二正经腧穴、奇经八脉腧穴、经外奇穴等全身穴位点，利用钩鍉针，采取钩治、割治、挑治、针刺、放血等五法并用的一种无菌操作技术。常用于脊柱退变性疾病、骨关节病、软组织退变性疾病的治疗。

一、基本操作方法

（一）定位

新夹脊穴（图 4 – 8）的定位是在华佗夹脊穴和足太阳膀胱经第一侧线之间。

新夹脊穴的定位规律：新夹脊穴是根据脊椎的发病规律而命名的，穴位计数为解剖体位自下向上升序排列。例如：颈椎的第7 椎在颈椎排列顺序中在最下方，是载荷量最大的椎体，易发病，故将颈一穴定为此处。顺延向上颈二、颈三穴处椎体载荷量逐渐减小，发病的概率亦随之降低，但在治疗操作上的难度却逐渐增大。胸椎和腰椎及骶尾椎处的定位规律也是如此。

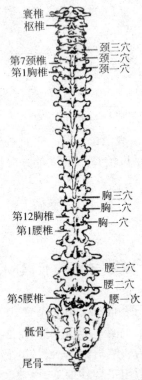

寰椎
枢椎
颈三穴
第7颈椎 —— 颈二穴
第1胸椎 —— 颈一穴

胸三穴
胸二穴
第12胸椎 —— 胸一穴
第1腰椎

腰三穴
腰二穴
第5腰椎 —— 腰一次

骶骨

尾骨

图 4 – 8　新夹脊穴示意图

颈椎棘突下，督脉旁开0.6寸，左右各一。

胸椎棘突下，督脉旁开0.8寸，左右各一。

腰椎棘突下，督脉旁开1.0寸，左右各一。如：

颈一穴：第7颈椎棘突下，督脉旁开0.6寸，左右各一。

颈二穴：第6颈椎棘突下，督脉旁开0.6寸，左右各一。

颈三穴：第5颈椎棘突下，督脉旁开0.6寸，左右各一。

胸十二穴：第1胸椎棘突下，督脉旁开0.8寸，左右各一。

胸十一穴：第2胸椎棘突下，督脉旁开0.8寸，左右各一。

胸十穴：第3胸椎棘突下，督脉旁开0.8寸，左右各一。

腰一穴：第5腰椎棘突下，督脉旁开1.0寸，左右各一。

腰二穴：第4腰椎棘突下，督脉旁开1.0寸，左右各一。

腰三穴：第3腰椎棘突下，督脉旁开1.0寸，左右各一。

（二）选穴原则

根据影像学检查结果确定治疗穴。

（三）钩鍉针针具

钩鍉针有钩头、钩身、钩柄、钩尾四位之分（图4-9）。

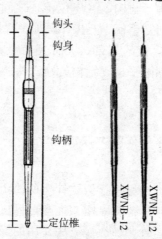

图4-9 巨颈胸型、微类1.2cm钩鍉针

针具四位：

钩头：是钩鍉针最顶端的弧形结构，由钩尖、钩刃、钩弧、钩板四位组成（图4-10），在各型中有弧形和大小的变化。

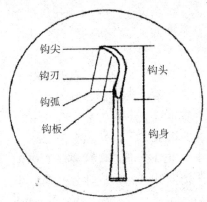

钩尖

钩刃   钩头

钩弧

钩板   钩身

图4-10　钩头示意图

钩身：是指钩鍉针钩头与钩柄之间的结构，在各型中有粗细长短的变化。

钩柄：钩柄为钩身与钩尾（定位椎）之间的结构，在钩鍉针中为最庞大部分，柄乃手柄，是操作医师手持部分。

钩尾：位于钩鍉针的尾部，又称定位锥，是一个圆锥形结构，最末端是一个小圆平板，结构特殊，功能特别，在各型中有所变化。

（四）体位

俯卧位、俯伏坐位（图4-11）

（五）操作方法

以钩提法为主。钩提法指钩鍉针按所使用的进针法进入皮肤（真皮）后，施治时先钩后提拉、再钩再提拉，循序渐进，达到钩治、割治、挑治、针刺、放血五法并用的操作手法。使用的钩鍉针主要是巨类的腰型、颈胸型、穴位型、钩鍉针和中类内板型、微类内板型钩鍉针。进入皮肤（真皮）后，其再操作的方法又分为垂直钩提法、扇形钩提法、菱形钩提法、倒八字钩提法。另外还有钩割法、强刺法、画圆法、鸟啄法、旋转法、钩划法、分离法、捣碎法。

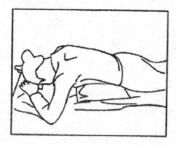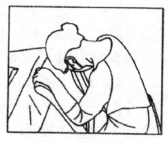

图4－11　俯卧位、俯伏坐标示意图

（六）操作步骤

根据不同的病种采用相应的体位，确定钩治穴位点。

1. 局部消毒

常规局部消毒，常规铺盖洞巾。

2. 局部麻醉

用0.25％的盐酸利多卡因局部浸润麻醉，视钩治部位的深浅，每处注射2～4ml，2～3分钟后即可操作，同时注意观察有无过敏反应。

3. 进针钩治

包括钩治、割治、挑治、针刺四法。左手固定腧穴局部皮肤，确保刺入位置的准确，右手持钩鍉针，钩鍉针钩尖垂直于皮肤，根据具体穴位的解剖位置调整角度。钩治进入的方向，是本椎体的关节突关节，刺入皮肤及皮下组织，做钩提动作，边钩提边深入，进入筋膜层，使局部筋膜张力、压力降低，术者手下感到基本畅通，即达到治疗目的。

4. 出针

手法完成后，沿原路径缓慢退出皮肤。

5. 局部放血

即放血法。钩治后术者双手挤压腧穴周围的组织排出局部瘀血，达到祛瘀生新的目的。

6. 无菌包扎

对针孔进行无菌包扎 4 天，防止感染。

（七）疗程

钩活术治疗颈椎病，每周一次，3 次为一疗程。

二、常见疾病的钩活术治疗技术

（一）项痹病（神经根型颈椎病）

此处仅介绍项痹病的神经根型颈椎病。本病多由外邪侵袭人体，闭阻经络，气血运行不畅所导致，以颈部疼痛、兼上肢放射痛，活动受限，甚则影响正常活动为临床表现。本病依据 1994 年《中医病证诊断疗效标准》进行诊断，并结合临床表现、体征、影像学检查结果确定钩治穴。

［治则治法］祛风除湿，舒经活络。采用钩治法、割治法、挑治法、针刺法、放血法。

［取穴］主穴：颈一穴＋颈二穴。配穴：天髎、秉风、臑俞、手三里、曲池。

［操作手法］钩提法。

［特别提示］

1. 钩治手法轻柔，严格控制钩治范围。

2. 钩治时，严格控制深度，以达到浅筋膜层为度。

3. 在钩治程度上，达到基本畅通即可停止操作。

（二）项痹病（椎动脉型颈椎病）

此处仅介绍项痹病的椎动脉型颈椎病。本病因气虚血亏、髓海空虚、肝肾不足（虚），或因痰浊中阻、瘀血阻络等所引起，表现为颈部僵硬、头晕目眩，甚至恶心呕吐，症状与颈部体位有关。本病依据 1994 年《中医病证诊断疗效标准》进行诊断，并结合临床表现、体征、影像学检查结果确定钩治穴。

［治则治法］舒筋活血，除眩定晕。钩治法、割治法、挑治法、针刺法、放血法。

［取穴］主穴：风府＋颈三穴。配穴：四神聪、头维。

［操作手法］钩提法。

［特别提示］同神经根型颈椎病

（三）腰痛病（腰椎间盘突出症）

此处仅介绍腰痛病中的腰椎间盘突出症。临床表现腰痛伴有下肢放射性疼痛，腰部活动受限，股神经牵拉试验阳性及直腿抬高试验阳性。本病依据 1994 年《中医病证诊断疗效标准》进行诊断，并结合临床表现、体征、影像学检查结果确定钩治穴。

［治则治法］祛风止痛，活血通络。采用钩治法、割治法、挑治法、针刺法、放血法。

［取穴］主穴：腰一穴＋腰二穴。配穴：环跳、承扶、殷门、足三里。

［操作手法］钩提法。

［特别提示］钩治后，相对卧床 4 天。30 天内，避免弯腰负重。

（四）腰痛病（腰椎管狭窄症）

此处仅介绍腰痛病中的腰椎管狭窄症。临床表现腰痛伴有下肢疼痛麻木沉重，间歇性跛行，症状逐渐加重。本病依据 1994 年《中医病证诊断疗效标准》进行诊断，并结合临床表现、体征、影像学检查结果确定钩治穴。

［治则治法］祛风止痛，活血通络。钩治法、割治法、挑治法、针刺法、放血法。

［取穴］主穴：腰三穴＋腰二穴。配穴：环跳、血海、委中、足三里、下巨虚。

［操作手法］钩提法。

［特别提示］钩治后，相对卧床 2 天。

三、禁忌证

1. 脊柱感染性疾病患者。

2. 出血性疾病及凝血障碍性疾病患者。

3. 脊柱及脊髓肿瘤患者。

4. 局部皮肤有破损及感染者。

5. 孕期、哺乳期妇女。

四、注意事项

（一）针具注意事项

1. 一人次一消毒，规范灭菌。

2. 注意保护钩尖，防卷刃及变形，如果变形，切忌再用。

（二）钩治过程中的注意事项

1. 手法轻柔，切忌用蛮力，以免损伤正常组织和钩针折断。

2. 应该严格掌握钩治在筋膜层。

3. 排除针眼里的渗血，并进行有效止血后，方可包扎。

4. 用无菌棉球放在针孔上，加盖无菌敷料或敷贴4天。

94. 钩活术拜师传承，拜师大会?

中医学术流派是中医学在长期历史发展过程中形成的具有独特学术思想或学术主张及独到临床诊疗技艺，有清晰的学术传承脉络和一定历史影响与公认度的学术派别。中医学形成发展的历史规律表明，"一源多流、流派纷呈"是中医临床与学术传承创新的基本特征，是贯穿于中医发展史的一个突出现象，是中医临床特色优势的体现，也是打造名医和培养高素质中医人才的重要途径。为响应国家中医药管理局贯彻落实《医药卫生中长期人才发展规划（2011—2020）》和《中医药事业发展"十二五"规划》，大力推进中医传承与创新，发挥中医学术流派学术与临床特色优势，加快中医学术流派传承与复兴，培育一批以钩活术为治疗特色的临床技术传人梯队，充分发挥中医学术流派特色优势，提升中医整体学术与临床水平，提高中医临床疗效，弘扬祖国传统中医技术的优势和特色。

2012年5月27日首届加盟拜师大会在石家庄金圆大厦隆重

召开，开幕仪式在庄严的国歌声和鲜艳的礼花下拉开序幕，特约嘉宾有国家中医药管理局吴刚副局长，河北省科协党组书记、常务副主席唐树钰，中国民间中医医药研究开发协会沈志祥会长，中国民间中医医药研究开发协会陈浩会长，河北省中医药管理局段云波局长，石家庄市卫生局党委委员张东升，中国中医科学院中医古籍出版社刘从明社长，中国民间中医医药研究开发协会刘宁副秘书长，河北省科协学术部王培月部长，河北省宁晋县卫生局党委书记、局长刘永昌。特约专家：中国中医科学院第一个中医博士董福慧（北京）教授，上海中医药大学附属龙华医院教授、针灸科主任裴建（上海），河北医科大学中医学院教授贾春生（河北）。特约记者：健康报社主任记者祁芳、中国中医药报社主任记者任壮、河北燕赵都市报社总编辑韩自贤。

大会的主要议程为各加盟学子举行拜师仪式；特约专家与钩活术学子畅谈中医微创钩活术技术的优势和未来展望，内容如下：中国中医科学院第一个中医博士董福慧（北京）教授主讲题目：《中华钩活术未来展望》；上海中医药大学附属龙华医院教授、针灸科主任裴建（上海）主讲题目：《中华钩活术在中医针灸方面的创新》；中国民间中医医药研究开发协会钩活术专业委员会主任委员、钩鍉针发明人、钩活术创始人魏玉锁（石家庄）主讲题目：《中华钩活术概论》；河北医科大学中医学院教授贾春生（河北）主讲题目：《中华钩活术的补泻法》。河南亚太骨病医院院长王瑞（郑州）博士主讲题目：《中华钩活术治疗慢性腰腿痛的优势》；四川什邡市颈肩腰腿痛微创医院院长崔凤德（四川）主讲题目：《钩活术技术临床体会》；广州花都武警医院院长何庚聪（广州）主讲题目：《中华钩活术在 FBSS 中的应用》；中国民间中医医药研究开发协会钩活术专业委员会副秘书长国凤琴（石家庄）主讲题目：《中华钩活术走出了一条利用现代医学发展中医的道路》；中国民间中医医药研究开发协会钩活术专业委员会副主任委员桂忠诚（山西）主讲题目：《治疗椎间盘突出中华钩活术与开窗大手术在反复率方面的临床研究》；中国民间中医医药研究开发协会钩活术专业委员会主任委员魏玉锁（石家庄）主讲题目：《中华钩活术理论的探讨》；吉林省第二荣军医院疼痛科主任肖艳彩（吉林）主讲题目：《中华钩活术治疗腰椎管狭窄症》。

鉴证师： 国家中医药管理局吴刚副局长、省科协唐树钰副主席、民间协会沈志祥会长、省中医药管理局段云波局长、民间协会陈浩副会长、中医古籍出版社刘从明社长、市卫生局张东升委员、民间协会刘宁副秘书长、省科协王培月部长、宁晋县卫生局刘永昌局长。

拜师帖

拜钩活术创始人魏玉锁为师，特此立誓，

励志以毕生精力，继承中医钩活术精髓，弘扬祖国医药文化，造福全人类。

恪守医德，刻苦钻研，实事求是，精益求精。

尊敬师长，认真学习，全面继承老师学术思想和临床经验，并努力弘扬。让钩活术的技术，和思想流传……流传……

全体弟子拜上

师训（钩活术门规）

尊国法、守门规；尊师长、爱师友；

心胸宽、天地阔；自发奋、勇图强；

勤奋思索、总结创新；淡漠名利、以仁树人；

对待疾患不得以貌取人，不得贪图安逸，不得觊觎、索要财物；

对待疾患视彼苦恼，若己有之，无论贫富贵贱，唯一心赴救，大发慈悲恻隐之心；

终身秉持岐黄之气韵深沉，心怀弘扬中医精粹之意愿，立大医精诚为志，树德操高尚之风，誓为苍生大医，救赴病苦，造福天下康健！

钩活术创始人魏玉锁
2013 年 5 月 27 日

拜师人：

第一大弟子国凤琴、河北秦皇岛李金祥、山东平原孙玉国、山东烟台沈姣、江西上饶程方圆、河南栾川徐延超、湖南永州唐嗣景、内蒙古赤峰孙富清、山西长治桂忠诚、山西长治任秀荣、甘肃张掖刘建军、山东肥城杜军、陕西子洲景庆文、河南平舆李靖、四川什邡李卫东、四川什邡崔凤德、山西阳城闫保龙、山西泽州李米会、山西高平杨世峰、安徽砀山徐传生、贵州瓮安蒋成友、湖南麻阳张华、河南郑州王瑞、辽宁建平殷学臣、河北景县梁贵民、安徽泗县徐飞、江西万安方名流、河北赤城于建国、浙江平阳陈时可、内蒙古包头康明、湖南娄底聂如松、湖北十堰申海波、内蒙古乌海刘鹏程、新疆哈巴河尹士军、浙江宁波张仕一、山东鄄城吴正建、河南确山刘改娥、黑龙江哈尔滨杨亚君、河南深州宋建礼、河南新郑靳书安、广东梅州王晨、山西运城李国辉、河北蔚县王焕强。

2013 年 5 月 27 日第二届加盟拜师大会在石家庄隆重召开，来自全国的 20 个加盟学子进行了拜师活动，弟子代表李金祥和郭玉峰领读拜师帖，师傅魏玉锁宣读师训，每个弟子举行了敬茶鞠躬大礼，首先给鉴证师行礼，然后给师傅师母行礼，师傅赠送中华钩活术专著，鼓励弟子掌握钩活术技术、运用钩活术学习思想、发展中医药事业、造福人民群众。

鉴证师：中国民间中医医药研究开发协会副会长　　陈　浩
　　　　中国民间中医医药研究开发协会副会长　　赵秋玲

拜师人：

四川崇州晏东、河南西峡李志俊、甘肃酒泉李卫东、安徽淮南李多文、四川盐亭周兴才、河北涉县郝金山、新疆伊犁郭玉峰、安徽太和徐成杰、山西临猗邹明超、河南社旗梁志宏、江苏常州张忠明、河北遵化郭建东、内蒙古库伦刘永彬、河北永年白利坤、四川平昌唐天龙、河南濮阳籍德长、贵州金沙林星铭和李漠平、贵州息烽杨发文和但承学。

95. 钩活术设定了准入分级管理制度？

中医微创钩活术分级管理

中医微创钩活术技术的规范应用和分级管理是根据国家中医药管理局关于中医病证诊断疗效标准和卫生部医疗技术应用管理办法结合微创钩活术技术自身的特点制定微创钩活术技术规范应用和分级管理，主要内容选自相关的国家标准、行业标准、高校教材、科研成果和技术专著。根据钩活术微创技术的治疗特点、技术的难易程度、人员的素质、培训时间的长短和实施条件的要求分为Ⅰ级技术、Ⅱ级技术、Ⅲ级技术。

Ⅰ级技术（单软）

这类技术包括单软和浅单软两种手法，其诊断和鉴别诊断无特殊条件要求，对实施人员的技术水平及熟练程度要求专项培训。技术内容主要分布在颈腰椎病的普通证型和肌肉劳损性疾病范畴，使用单软或浅单软手法进行操作。

钩活术Ⅰ级技术对实施人员要进行集中面授，不少于 40 个学时，采取理论与实践相结合的方式进行教学，要求熟练地掌握局部解剖、发病机理和临床特点，达到能独立诊断、定位和规范操作。

Ⅱ级技术（双软）

这类技术的诊断和鉴别诊断要求条件较高，对实施人员的技术水平及熟练程度要求专门培训。技术内容主要分布在颈腰椎病、骨关节病的特殊证型和肌肉劳损性疾病范畴，在使用单软或浅单软手法的前提下，根据具体病情使用双软手法进行操作。

钩活术Ⅱ级技术对实施人员专门面授培训，不少于 64 个学时，采取理论—实践—再理论—再实践的教学方式，要求熟练掌握局部解剖、病因、病机、临床特点和影像学检查，达到能独立诊断、定位、规范操作。对不同病种的补泻手法、选择钩型大小准确、钩治深度要得心应手。

III级技术（深双软）

这类技术包括深双软和重深双软两种手法，其诊断和鉴别诊断要求条件最高，对实施人员的技术水平及熟练程度要求标准很高。技术内容主要分布在颈腰椎病、骨关节病的复杂证型和椎管狭窄及肌肉劳损性疾病混合出现的范畴，使用浅单软、单软、双软、深双软、重深双软手法进行联合混合操作。

钩活术III级技术对实施人员专门面授培训，不少于72个学时，采取理论—实践—再理论—再实践的教学方式，要求熟练掌握局部解剖、病因、病机、临床特点和影像学检查，达到能独立诊断、定位、规范操作。对不同病种的补泻手法、选择钩型大小、钩治深度要得心应手。由于此类技术诊断条件高，治疗难度大，对操作人员每年进行一次24个学时的专项培训，否则将终止III级技术操作。

I级钩活术的技术标准

此级技术为一级医院及门诊部和诊所所开展的技术（初级班），技术含量为单软，属初级班的内容，理论联系实际，40个学时，由创始人国家级师资教师魏玉锁和省级师资教师第一大弟子国凤琴交替讲课。内容包括：

1. 专利钩鍉针的结构、保养和使用
2. 钩活术在治疗颈腰椎病和软组织疾病方面的原理和优势
3. 钩活术在钩治时的定位（坐标定位法）
4. 钩活术的选穴（症状选穴、影像选穴、整体选穴）
5. 钩活术的基本手法（钩提法）
6. 颈型颈椎病
7. 急性期腰椎间盘突出症
8. 网球肘、腱鞘炎、腱鞘囊肿
9. 脊柱周围肌筋膜炎

10. 跟骨刺

11. 棘上、棘间韧带炎

12. 慢性腰肌劳损

13. 髂嵴综合征

14. 臀肌筋膜脂肪疝

15. 臀中肌综合征

16. 肱二头肌长头腱鞘炎

17. 冈上肌肌腱炎

18. 肩峰下滑囊炎

19. 肱骨外上髁炎

20. 脊神经后支嵌压综合征

标准：①掌握钩鍉针的特点和应用技巧

②掌握钩活术的基本原理

③九步钩活法和以上各种疾病的治疗

④理论与实践完成 40 个学时，综合考试达 95 分以上

II 级钩活术的技术标准

此级技术为一级医院及专科门诊部所开展的技术（中级班），技术含量为双软，属中级班的内容，理论联系实际，64 个学时，由创始人魏玉锁亲自讲课。内容包括：

1. 颈腰椎生理病理特点

2. 钩活术治疗胸椎病

3. 钩活术治疗脊柱相关疾病

4. 钩活术治疗强直性脊柱炎

5. 钩活术治疗肩周炎

6. 钩活术治疗骨质增生症

7. 钩活术治疗椎管狭窄症

8. 钩活术治疗复杂性颈椎病

9. 颈腰椎病的手术技巧

10. 钩活术治疗 L_3 横突综合征

11. 钩活术治疗膝关节骨性关节炎

12. 钩活术治疗腋臭

13. 钩活术治疗肛裂

14. 侧隐窝狭窄钩针（角度、方向、深度）

15. 钩活术治疗带状疱疹后遗神经痛

16. 钩活术治疗颈源性鼻炎

17. 遗尿、关节腔积液的有效方案（住院）

18. 钩活术治疗复杂性腰椎间盘突出症

19. 新骶管疗法

20. 钩活术治疗乳腺增生。

标准：①掌握钩鍉针的类型特点和各类型应用技巧

②掌握钩活术治病的各种原理

③掌握钩活术治疗以上各种疾病的过程及善后

④理论与实践完成 64 个学时，综合考试达 95 分以上

Ⅲ级钩活术的技术标准

此级技术为专科医院及一级综合性医院所开展的技术（高级班），技术含量为深双软，属高级班的内容，理论联系实际，72个学时，由创始人魏玉锁亲自讲课。内容包括：

1. 巨类钩鍉针的综合使用

2. 中类钩鍉针的综合使用

3. 微类钩鍉针的综合使用

4. 水液类钩鍉针的综合使用

5. 颈腰综合征

6. 寰枢关节紊乱综合征及头晕头痛

7. "钩度当量"的含义

8. 钩活术治疗股骨头坏死

9. 巨、中、微钩鍉针本身的补泻和手法补泻

10. 中、微类钩鍉针在四肢穴位的应用

11. 痹、痿证脊柱退变性钩鍉针的混合使用

12. 穴位数量多少如何选择

13. 剩余 20% 症状的处理方案（住院）

14. 循经取穴的方式方法
15. 综合分析判断疾病的方法
16. 病情和钩度的当量的配合应用
17. 综合分析病情，选用适应的钩鍉针
18. 深度与钩度的配合应用
19. "透天凉"和"烧山火"手法
20. 所钩治疾病的预见性和预后

标准：①掌握各型钩鍉针的综合应用技巧
　　　②掌握钩活术治病的各种手法及灵活性
　　　③掌握钩活术治疗以上各种疾病的过程及善后
　　　④理论与实践完成 72 个学时，综合考试达 95 分以上
　　　⑤操作人员每年进行 24 时以上的专项培训

96. 钩活术三个五法是什么？

三个五法是五通法、五钩法、五手法。

1）五通法：钩治法、割治法、挑治法、针刺法、放血法。

2）五钩法：浅单软、单软、双软、深双软、重深双软。

3）五手法：

①钩提法：垂直钩提法（烧山火、透天凉）、扇形钩提法、菱形钩提法、倒八字钩提法

②钩割法：垂直钩割法、画圆钩割法、扇形钩割法、面型钩割法

③分离法：旋转分离法、扇形分离法、上下分离法、左右分离法、面形分离法。

④捣碎法：直接捣碎法、鸟啄捣碎法、钩划捣碎法

⑤强刺法：钩尖强刺法、钩弧强刺法、钩刃强刺法、钩板强刺法

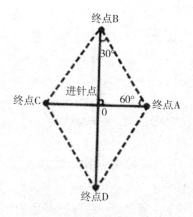

图 4 - 12　菱形钩提法

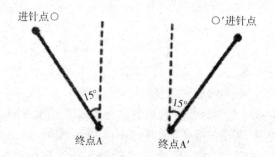

图 4 - 13　倒八字钩提法

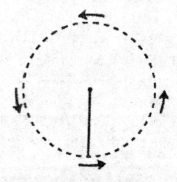

图 4 - 14　圆形旋转法

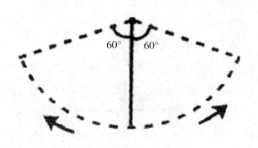

图 4 - 15　扇形旋转法

"我国有 5000 万至 1.5 亿颈椎病患者，患者年龄呈低龄化趋势，且发病率还在逐年提高。"在日前开幕的中国康复医学会第八次全国颈椎病学术会上，著名颈椎病专家、北大三院骨科娄思权教授呼吁，骨科医师要与康复、神经、创伤、运动医学、针灸、内科及心理等学科的医师协作，共同开辟一条集病因、预防、药物、非手术治疗、手术治疗和中西医康复治疗为一体的综合体系，促使颈椎病患者成功回归社会的"绿色通道"。

据统计，颈椎病在正常人群的发病率为 3.8% ~ 17.6%。头颈部长期处于同一姿势的人员，如办公室职员、外科医生、教师、刺绣工人以及从事颈部易受伤或颈部活动与受力过多的人员，如汽车司机、足球运动员、杂技演员等，患颈椎病的概率比一般人群高 4 ~ 6 倍。此外，用枕习惯、睡姿不当等，也可导致颈椎病发生。

由于致病因素复杂多样，因此防治颈椎病急需博采众长，努力提高防治水平。据中国康复医学会副会长、中山大学一院康复医学科教授卓大宏介绍，仅在预防颈椎病方面，就需要人体功效学、睡眠工程学、康复医学、骨科学、心理学、精神卫生学、健康教育等学科的共同参与。中国康复医学会颈椎病专业委员会在此次颈椎病学术大会上，鲜明地打出"学科融合"的旗帜，十分及时，而且对整个临床医疗领域也是一次成功的示范。

摘自《健康报》2004 年 10 月 18 日第 3 版

防治颈椎病应多学科联手，长期以来，颈椎病防治的主力是骨科医生。随着对颈椎病发病机制的认识不断深入，医学模式的变化，以及人们对健康需求的提高，骨科医生日益感到与康复、创伤、神经、运动医学以及生物工程、心理等等学科人员联手防治颈椎病的必要性和迫切性。

目前，许多国家将人体工效学方法引入颈椎病的研究。如对一组显微镜操作员进行了功效学评价后，改进他们的工作台设计，使头部在直立位下工作，前臂有扶撑，从而消除了发生颈—上肢肌肉关节疼痛的危险因素。近年来，职业医学专家重点观察了一批颈椎病多发职业者（电脑操作员等），从而改变工作时间和休息次数的安排入手，在上班时间内允许多次短时休息（隔20分钟或40分钟休息一次），结果发现，试验期间其工作效率并无改变，而颈肩痛减轻，尤以每隔20分钟休息一次者更明显。

摘自《健康报》2004年10月21日《知识与健康》

一提到颈椎病，可能大家都认为是中老年人的"专利"，但是最近临床资料表明，不少20岁左右的人已患上了颈椎病，我们在临床上发现最小的颈椎病人是10周岁，因此预防颈椎病要从小做起，防患于未然，宜早不宜迟。

美国每年用于颈椎病的医疗费和经济损失达到160亿美元。英国因受颈椎病困扰，每1000名男性劳动者，每年要失去627个劳动日；每1000名女性劳动者，每年要失去374个劳动日。

摘自《健康报》2004年10月21日《知识与健康》

97. 钩活术会议日？世界骨质疏松日？世界镇痛日？中国镇痛周？我国医院将普遍设立疼痛科？

每年的5月27日是钩活术会议日。

2004年10月20日是世界骨质疏松日。

骨质疏松这个话题又被人们摆到桌面上来。在全世界，骨质疏松症是严重的公共健康问题。随着人口老龄化进程的加速，骨质疏松症已成为严重威胁中老年人健康的流行病，跃居各种常见病的第七。预计 2005 年以后，骨质疏松症患者可超过 1 亿，到 2050 年将成倍增加，达 2. 12 亿，占人口总数的 13. 2%。有学者预测，到 2050 年，将有 626 万人髋部骨折，其中一半以上在亚洲。如此严重的后果已引起世界各国政府和医学界的高度关注。目前医学界将防治骨质疏松症预防骨折、治疗高血脂预防心肌梗死和治疗高血压预防中风三项工作放在了同样重要的位置。

摘自《健康报》2004 年 10 月 20 日《知识与健康》

2004 年 10 月 11 日，世界第一个镇痛日，以后每年如此。

2004 年 10 月 11 日—11 月 17 日，中国第一个镇痛周，以后每年如此。

中华医学会疼痛学分会主任委员韩济生院士，在 10 月 16 日首届"中国镇痛周"疼痛生物医学座谈会上透露，通过国家有关部门审批，今后我国的医院将普遍设立疼痛科，以解除众多慢性痛患者之苦。

据介绍，慢性疼痛的发病率为 7% ~ 50%，全球每年治疗疼痛耗费的医疗费用高达亿美元，而且以每 10% ~ 20% 的速度猛增，疼痛已经成为严重影响人们生活质量的公共卫生问题。我国目前专门设立疼痛科的医院还不多，疼痛的治疗分散在麻醉科、骨科、神经科、肿瘤科、康复科等各个科室，造成了"轻痛科科看、重痛哪科都不管"的尴尬局面。

记者从会议上了解到，现代疼痛诊疗学的治疗手段已经由简单的药物治疗，转向药物阻滞和局部接入微创镇痛术相结合的综合疗法。据北京宣武医院疼痛中心主任倪家骧教授介绍，介入微创镇痛技术使得许多原来疼痛原因不明、药物治疗不能缓解的顽固性疼痛得到缓解或消除，过去需要开颅手术治疗的肢体痛、卒中痛的患者现在无须开颅即能得到治疗，成为疼痛学科快速发展的重要因素。

摘自《健康报》2004 年 10 月 18 日第 3 版

98. 钩活术在治疗颈腰椎病方面所占的地位？

所有疾病治疗有一个原则，能吃药不打针；能打针，不输液；能输液，不手术；能保守治疗尽量保守治疗。在颈腰椎疾病的治疗方面，历史上没有一个较完善的治疗方法，大致分为三类：一是保守治疗，二是介入治疗，三是手术治疗。

①保守疗法：颈腰椎病的保守疗法有牵引、按摩、理疗、针灸、局部封闭、正骨、口服药物等，但牵引疗法治疗颈椎病临床医生对其有不同的看法，因牵引本身是纠正关节脱位，而关节脱位造成的颈椎病可能性很小，牵引对神经根型颈椎病当时有效，可牵引过后又复发，等于没有做功，而且颈椎是一种生理性前曲的骨形排列，牵引可使其生理曲度人为地外力变直，这样还会加重椎动脉的迂曲而加重颈椎病，由此看来治疗颈椎病应慎牵引。脊髓型颈椎病治疗不能牵引这是众所周知的，因牵引后使脊髓腔变得更细，周围病理性物质对其压迫、滑伤的可性更大，症状肯定会加重，对颈椎病的牵引疗法，必须慎重使用，颈椎病保护疗法中的其他方法可酌情使用。再谈谈按摩疗法，按摩疗法对颈椎病是有效的，禁忌证少，比较方便，但也应选择使用，一个好的按摩师必须懂中医经络学说、针灸穴位、按摩手法等，还必须知道你在给病人按摩治疗的是什么病，能否接受外力，能否接受按摩，如体质太差加之贫血等，或有脊柱结核，对骨质有损害或已骨折等，必须酌情谨慎按摩，因这时病灶处不能接受外力，又如脊髓型颈椎病就不能接受按摩，按摩不论轻、中、重按都会影响脊髓，对体质好、没有外力禁忌证的非脊髓型颈椎病，按摩是比较好的办法。治疗腰椎病的保守治疗有卧床休息、药物治疗、中药治疗、推拿按摩治疗、针灸、牵引、封闭、骶疗、物理疗法等，这些疗法大都不能直达病所，其疗效是肯定的，但应一分为二。

②介入微创疗法：2003 年以后胶原酶介入（硬膜外）较为成功，但也需一定的设备和相应的技术人员，如有失误可能造成不可逆转的脊髓损害，适应证较局限。激光溶核和切吸技术应用较广泛，是一种破坏性小，适应证较少而清除或溶化椎间盘的方法，因其椎间盘是一个免疫器官（免疫蛋白和胶原蛋白），它的消失人体免疫力必然下降，椎与椎之间就会产生没有弹性的摩擦，其稳定性会相对减弱，仍不能列入首选方法。射频疗法和臭氧疗法在临床也广泛应用，由于受条件和疗效的限制接受率也在下降。近两年各种孔镜（椎间盘镜、椎间孔镜、后突镜）的出现也列入微创的范围，但都属于破坏性创伤，影响脊柱的稳定，可重复性差。

③是手术治疗，在保守治疗无效或合并症出现时，可视具体情况做前后路手术治疗，手术治疗能直接清除致压物或扩张椎管，但费用大、创伤大、可能出现神经损伤等缺点，仍属最后不得已而为之也。术后严重影响脊柱的稳定，复发率高，无可重复性的治疗方法。

总结以上三种疗法，其目的都是为了达到一个症状缓解，消除对其相应硬膜囊、血管、神经、脊髓的压迫，但各有千秋，大手术只能是最后一招。

钩活术是介于大手术、保守、介入、西医微创之间的一种中医绿色微创技术，医生操作难度小、减压减张力度大、对病人损伤小、费用低、见效快、疗效好的无痛安全无菌操作技术。对其椎间盘、椎体、椎板无害化，对周围组织生理化，对其功能修复化，是一种既治已病又治未病的中医特异针疗法。钩活术疗法也可以说是保守疗法的一种，因为整个的钩活术的治疗过程没有损伤任何器官和组织，是从中医针灸学发展而来的中医技术。由于它的绿色安全，在所有疗法当中是病人接受率最高的中医微创技术。钩活术不但近期疗效好，远期疗效也非常好，而且是可重复治疗的无菌操作技术，所以是治疗颈腰椎病的首选方法。

99. 钩活术的未来前景？

钩活术的未来前景无比广阔，因钩活术技术是微创、绿色、安全、有效的中医疗法，而且在技术推广、培训教学、市场开发等方面有其独到之处。

①钩活术技术：钩活术是目前治疗退变性脊柱病、退变性四肢关节病及退变性软组织疾病和手术失败综合征的首选无痛、微创、绿色疗法。钩活术 2013 年已列入中医微创类技术，在技术方面不但能治病，更重要能防病，既治已病又治未病，尤其是防止脑血管病的产生和防止脊柱的老化和退变，已得到临床的验证。

②钩活术推广：钩活术面向全国和全世界推广，推广的形式是以加盟连锁、流派传承，也就是说加盟一家成熟一家，手把手地教技术，加盟连锁执行人真正领会钩活术技术的内涵，真正掌握此技术。在推广和流派传承方面前景广阔。

③钩活术市场：钩活术在加盟连锁流派传承的同时进行市场保护，区域划分，一个县只有一个加盟执行人，一个加盟连锁机构，严防市场恶性竞争，而影响技术的推广和发展，市场是加盟连锁执行人和加盟连锁机构的。未来市场永远不会混乱。

④钩活术经济效益：钩活术加盟连锁、区域保护、技术垄断，病人得到了权威性的治疗，不走弯路，减少了经济开支。加盟连锁执行人有一个安稳的市场环境，会带来很好的经济效益。

⑤钩活术社会效益：中医微创钩活术技术，区域保护，加盟连锁，主要针对的病种是退变性脊柱骨关节病，是中老年人的常见病和多发病，也是造成生活不能自理、瘫痪在床的主要疾病，中医绿色、微创疗法钩活术中老年人接受率高，疗效好，而且可重复性治疗，避免一个瘫痪病人的出现，幸福了一家人，幸福了家庭成员的所有工作单位，减轻了社会负担，营造了很好的社会效益。

参 考 文 献

1. 魏玉锁著．中华钩活术［M］．北京：中医古籍出版社，2009．

2. 魏玉锁著．钩活术治疗颈胸椎退变性及软组织疾病［M］．北京：中医古籍出版社，2009．

3. 魏玉锁著．钩活术治疗腰骶椎退变性及软组织疾病［M］．北京：中医古籍出版社，2009．

4. 魏玉锁著．钩活术治疗脊柱骨关节病及脊椎管狭窄症［M］．北京：中医古籍出版社，2009．

5. 王国强主编．2013 年普及版中医临床基层适宜技术［S］．国家中医药管理局．

6. 于文明主编．基层中医药适宜技术手册［S］．长春：吉林科学技术出版社，2009．

7. 伊智雄主编．实用中医脊柱病学［M］．北京：人民卫生出版社，2002．

8. 周振东主编．颈肩部慢性疼痛治疗学［M］．北京：人民军医出版社，2003．

9. 郑丕舜主编．脊椎脊髓关连病与脊髓病诊断治疗学［M］．北京：北京科学技术出版社，2002．

10. 马奎云主编．颈源性疾病诊断治疗学［M］．郑州：河南科学技术出版社，2005．

11. 徐恒泽主编．针灸学［M］．北京：人民卫生出版社，2002．

12. 周仲瑛主编．中医内科学［M］．北京：中国中医药出版社，2003．

13. 王和鸣主编．中医骨伤科学［M］．北京：中国中医药出版社，2007．

14. 陈廷明，刘怀清，闵苏主编．颈肩腰背痛非手术治疗［M］．北京：人民卫生出版社，2006．

15. 邵福元，邵华磊，薛爱荣主编．颈肩腰腿痛应用解剖学［M］．郑州：河南科学技术出版社，2000．

16. 谢进，管东辉，于波主编．骨科软组织损伤诊疗［M］．济南：山东科学技术出版社，2008．

17. 李日庆主编．中医外科学［M］．北京：中国中医药出版社，2002．

18. 黄贤忠编著．壮医针挑疗法［M］．南宁：广西人民出版社出版，1986．

19. 孙树椿，孙之镐主编．临床骨伤科学［M］．北京：人民卫生出社，2006.

20. 伦新，易玮主编．经络腧穴学［M］．北京：科学技术文献出版社，2006.

21. 陈百城，张静主编．骨关节炎［M］．北京：人民卫生出版社，2004.

22. 胡有谷主编．腰椎间盘突出症［M］．北京：人民卫生出版社，1993：246－247.

23. 中华外科杂志编辑部．寰枢关节是否存在半脱位及其相关问题［J］．中华外科杂志，2006（10）.

24. 张佐伦，王德杰，赵安仁等．寰枢关节旋转半脱位的解剖变化及 X 线诊断［J］．中华骨科杂志 1990（10）.

25. 王达建，王新敏．寰枢关节误诊 46 例分析［J］．中国误诊学杂志，2003（3）.

26. 段少银，林清池，黄锡恩，等．CT 三维成像诊断寰枢关节不完全脱位的临床价值［J］．中华创伤杂志，2004（2）.

27. 李建辉主编．寰枢椎半脱位 115 例误诊误治探析［J］，临床误诊误治，2007（6）.

28. 董亚莉，白高潮．寰枢关节半脱位误诊 24 例分析［J］．中国误诊学杂志，2008（2）.

29. 赵钢，姜勇，韩来双主编．易被漏误诊的寰枢关节旋转脱位与治疗［J］骨与关区损伤杂志，1997（2）.

30. 黄一琳，侯晓桦主编．寰枢关节半脱位 98 例临床分析［J］．颈腰痛杂志，2000（2）.

31. 王建华主编．推拿治疗寰枢关节紊乱症［J］．按摩与导引，2007（2）.

32. 葛植厚主编．颈性眩晕临床诊断标准的初步探讨［J］．颈腰痛杂志，1999（2）.

33. 胡有谷主编．寰枢椎的解剖及其损伤［J］．中华骨科杂志，1997（12）.

34. 郑世江，谭龙旺，寰枢关节半脱位与颈椎动力平衡失调关系探讨［J］．陕西中医学院学报，2001（5）.

35. 周学龙，黄荣，庞军等编著．45 例寰枢椎侧向半脱位的诊治探讨［J］．广西中医药，2000（12）.

36. 寇状玲，梁万军，李媛等编著．寰枢关节错位的 X 线诊断与小针刀综合疗法［J］.针灸临床杂志，1999（1）.

37. 马东升主编.环枢关节紊乱症的临床研究［J］.中国中医骨伤科杂志，1997（10）.

38. 黄荣，周学龙，麦穗编著.手法治疗寰枢关节半脱位及其伴随病症疗效观察［J］.中医正骨，2002（8）：14.

39. 练克俭，翟文亮，真奇等编著.陈旧性环枢椎半脱位15例手术治疗体会［J］.骨与关节损伤杂志，2000（1）.

40. 张戈，刘小杰编著.定点旋转复位法治疗环枢关节骨错位的临床研究［J］.内蒙古中医药，2006（3）.

41. 张德洲，易雪冰，谈伟编著.CT三维重组在寰枢椎半脱位诊断中的应用价值［J］.中国中西医结合影像学杂志，2006（8）.

42. 吕红，胡斌障，黄莉娜等编著.寰枢关节半脱位法医学鉴定25例分析［J］.法医学杂志，2005（11）.

43. 贾连顺，李家顺编著.脊柱创伤外科［M］.上海：上海远东出版社，2000（2）.

44. 李景学，孙鼎元编著.骨关节X线诊断学［M］.北京：人民卫生出版社，1982.

45. 荆兴泉，杨双石编著.军训致寰枢关节旋转性半脱位18例［J］.海军医学杂志，2005（9）.

46. 董国礼，翟昭华，雍良平等编著CT扫描在环枢椎损伤诊断中的价值［M］.放射学实践，2004（1）.

47. 王武，张雪哲编著.颈椎病变影像学诊断［J］.中华放射学杂志，1998（3）.

48. 王云钊编著.中华影像医学（骨肌系统卷）［M］.北京：人民卫生出版社，2002.

49. 王会忠，郭艾明编著.寰枢椎损伤的影像学检查方法探讨［J］.山西医药杂志，2007（3）.

50. 马奎云，张少安，孙孝先等.青年人环枢关节间隙正常值调查［J］.河南医科大学学报，1998（6）.

51. 李建辉主编.按摩和牵引治疗寰枢椎半脱位218例分析［J］.中国误诊学杂志，2007（6）.

52. 周才生，祁金忠编著.成角定点旋转复位治疗寰枢椎半脱位1例报告［J］.江西中医杂志，2005（3）.

53. 匡亚华，胡建中，文霆寰编著．枢椎半脱位30例回顾性分析［J］．中国民政医学杂志，2000（12）．

54. 郭世级主编．临床骨科解剖学［M］．天津：人民科技出版社，1988.

55. 周卫，蒋位庄，章永东等编著．寰枢关节错缝与上颈段解剖的关系［J］．中国骨伤，1996（9）．

56. 张学林主编．影像断层解剖学［M］．北京：人民卫生出版社，2000.

57. 陈仲强等编著．头颈旋转对环枢椎段动脉的影响的造影观察［J］．中华放射学杂志，1990（4）．

58. 倪文才，椎动脉型颈椎病的手法治疗和发病机理的研究［J］．中华骨科杂志，1985（5）．

59. 鞠作金，盛春田，孙海宁等编著．寰枢关节旋转半脱位误诊原因分析［J］．前卫医药杂志，2000（1）．

60. 姜淑云，房敏，左亚忠等编著．颈部肌群与颈椎病［J］．颈腰痛杂志，2006（3）．

61. 刘成，田勇，胡中华编著．颈性眩晕的发病机理诊断及治疗进展［J］．骨与关节损伤杂志，2004（1）．

62. 张志成，何彦国，朱先龙编著．端提旋搬法治疗寰枢椎半脱位20例［J］．北京中医杂志，2002（2）．

63. 周学龙主编．手法治疗环枢关节半脱位应注意的几个问题［J］．中国中医骨伤科杂志，2003（4）．

64. 路宝民，吴蜂编著．环枢椎半脱位28例诊疗体会［J］．中国实用乡村医生杂志，2006（1）．

相 关 论 文

1. 魏玉锁. 股骨头缺血性坏死晚期钩活术治疗
《中国保健营养》（2011 年第 15 期第 73 – 75 页）

2. 魏玉锁. 股骨头缺血性坏死中期钩活术治疗
《大家健康》（2011 年第 6 期第 30 – 31 页）

3. 魏玉锁. 股骨头缺血性坏死早期钩活术治疗
《社区医学杂志》（2011 年第 16 期第 40 页）

4. 魏玉锁. 局部麻醉在钩活术中的应用
《社区医学杂志》（2010 年第 13 期第 88 页）

5. 魏玉锁. 钩活术防粘活血药物应用的临床研究
《中国保健营养》（2010 年第 14 期第 186 – 188 页）

6. 魏玉锁. 钩活术治疗轻度膝关节骨性关节炎 65 例疗效观察
《社区医学杂志》（2010 年 9 月第 17 期第 87 – 88 页）

7. 魏玉锁. 钩活术治疗中度膝关节骨性关节炎 60 例
《中国中医基础医学杂志》（2010 年第 10 期第 921 – 922 页）

8. 魏玉锁. 钩活术治疗重度膝关节骨性关节炎临床观察
《世界中西医结合杂志》（2010 年第 10 期第 889 – 891 页）

9. 魏玉锁. 中药加手法治疗肩周炎 98 例
《社区医学杂志》（2008 年第 22 期第 56 – 57 页）

10. 魏玉锁. 中药加局部阻滞治疗肩周炎 110 例
《临床医学学刊》（2008 年第 20 期第 136 – 137 页）

11. 魏玉锁. 钩活术治疗肩周炎 180 例
《中国临床医生》（2009 年第 4 期第 53 – 54 页）

12. 魏玉锁. 钩活术治疗带状疱疹后遗神经痛
《针灸临床杂志》（2008 年第 12 期第 30 – 31 页）

13. 魏玉锁. 钩活术加神经妥乐平椎旁阻滞治疗带状疱疹后遗神经痛疗效观察
《社区医学杂志》（2008 年第 18 期第 35 – 36 页）

14. 魏玉锁. 神经妥乐平椎旁阻滞治疗带状疱疹后遗神经痛临床观察
《社区医学杂志》（2008 年第 14 期第 14 页）

15. 魏玉锁. 钩活术加椎旁神经阻滞治疗带状疱疹后遗神经痛

《中国临床医生》(2006 年第 12 期第 45 - 46 页)

16. 魏玉锁. 钩活术治疗神经根型颈椎病

《中国民间疗法》(2008 年第 1 期第 15 - 16 页)

17. 魏玉锁. 慢性过敏性鼻炎行钩活术 52 例报道

《按摩与导引》(2007 年第 11 期第 16 - 17 页)

18. 魏玉锁. 纯中药治疗慢性过敏性鼻炎

《医药月刊》(2007 年第 10 期第 191 - 192 页)

19. 魏玉锁. 纯中药加穴位阻滞治疗慢性过敏性鼻炎

《社区医学杂志》(2007 年第 20 期第 63 - 64 页)

20. 魏玉锁. 钩活术治疗腰椎手术失败综合症 228 例临床观察

《医药月刊》(2006 年第 10 期第 56 - 58 页)

21. 魏玉锁. 钩活术治疗腰椎间盘突出症 1 例报道

《社区医学杂志》(2006 年第 6 期第 48 - 50 页)

22. 魏玉锁. 钩活术与椎旁注射治疗突出型腰椎间盘突出症临床疗效对比观察

《社区医学杂志》(2006 年第 2 期第 47 - 49 页)

23. 魏玉锁. 钩活术治疗腰椎间盘膨隆型突出症 300 例临床观察

《中国社区医师》(2005 年第 14 期第 40 页)

24. 魏玉锁. 颈部软组织劳损钩活术 32 例报道

《中国临床医生》(2005 年第 4 期第 35 - 37 页)

25. 魏玉锁. 钩活术治疗腰椎管狭窄症 1 例报道

《中华脊柱医学》(2005 年第 3 期第 58 页)

26. 魏玉锁. 钩针松解术微创治疗腰椎间盘突出症

《中国临床医生》(2004 年第 4 期第 43 - 44 页)

27. 魏玉锁. 自定颈三穴钩针治疗颈椎病

《中国临床医生》(2003 年第 11 期第 44 - 46 页)

魏氏颈保健操

魏玉锁

姿势：两脚分开与肩等宽，两臂自然下垂，闭眼，均匀呼吸，全身放松。

1. 前俯后仰：缓慢地抬头到最大的幅度，复位。缓慢地低头到最大幅度（下颏触及胸部，呈鞠躬状），复位。

2. 左右摆头：头向左侧旋转最大的幅度，复位。头向右侧旋转最大幅度，复位；头向左侧倾斜最大幅度，复位。头向右侧倾斜最大的幅度，复位。

3. 左顾右盼：头向左侧45°，缓慢地抬头到最大幅度，复位。缓慢地低头到最大幅度，复位；头向右侧45°，缓慢地抬头到最大幅度，复位。缓慢地低头到最大幅度，复位。

4. 摇头晃脑：头缓慢地以最大的幅度顺时针转 3 圈，复位。再缓慢地以最大的幅度逆时针转 3 圈，复位。

5. 缩头耸肩：头向下缩，双肩向上耸，同时双上肢屈曲，肘部用力向前最大的幅度划圆 3 次，复位。收操。